解密健康：来自医生的健康家书 2

兰政文　兰晓雁　兰　静　著

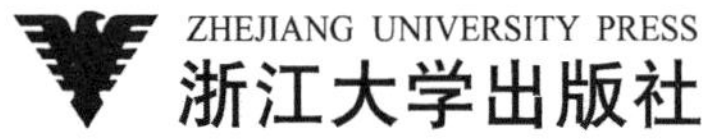

图书在版编目(CIP)数据

解密健康:来自医生的健康家书.2 / 兰政文,兰晓雁,兰静著.—杭州:浙江大学出版社,2017.1
ISBN 978-7-308-16621-8

Ⅰ.①解… Ⅱ.①兰… ②兰… ③兰… Ⅲ.①医学—普及读物 Ⅳ.①R-49

中国版本图书馆 CIP 数据核字(2016)第 316752 号

解密健康:来自医生的健康家书 2

兰政文 兰晓雁 兰 静 著

策划编辑 张 鸽
责任编辑 张 鸽
责任校对 潘晶晶 林允照
封面设计 黄晓意
出版发行 浙江大学出版社
(杭州市天目山路 148 号 邮政编码 310007)
(网址:http://www.zjupress.com)
排 版 杭州星云光电图文制作有限公司
印 刷 临安市曙光印务股份有限公司
开 本 880mm×1230mm 1/32
印 张 7.25
字 数 170 千
版 印 次 2017 年 1 月第 1 版 2017 年 1 月第 1 次印刷
书 号 ISBN 978-7-308-16621-8
定 价 35.00 元

前　言

曾有一首名为《一封家书》的流行歌曲，诸君应该还记忆犹新吧。作词、谱曲并演唱的李春波，以其纯真的赤子情怀，唱出了打工者对家人的无限思念与祝福，感动了无数国人而风靡一时。其实，就是从那时起，笔者心底也激起了欲写一封家书的悸动。但不是为了抒说打工者的胸臆，而是关于健康方面的事儿。作为一个以济世救人为宗旨的医生，笔者几十年来听到或看到太多患者的苦恼、尴尬、困惑与无奈，他们因为少知甚至无知，在求医的道路上走了不少弯路，或致小病拖成大病，或致大病拖成不治之症，最终甚至以人财皆失的悲剧谢幕，令人扼腕不已。

医生与患者之间应该是一种什么关系呢？肯定不是纯粹的供与求那么简单的关系。曾有人用“同一个战壕里的战友”来喻之，颇受点赞，但却不够人性化，亲切感方面也尚有所欠缺。笔者认为用“家人”关系来描述则更具有时代感与亲和力。不是早就有“人类是一个大家庭”的说法嘛？何况正值提倡和谐社会、践行社会主义核心价值观的当代岁月呢。

既然都是“家人”，那么关心彼此的健康状况、普及医学知识，也就自然地成为医生的一份天职。这也是“健康中国”理念的实践，亦是对每一位合格医务人员的要求。君不见现代医药发展日新月异，各种新观念与新信息层出不穷，然而人们对此的热度却远不如对待手机、电脑那样高，主动关注、了解

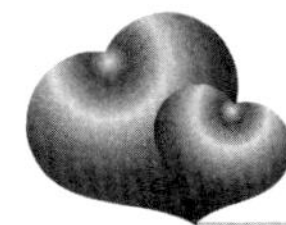

与体验者少之又少。这就是笔者决定将写健康家书的想法付诸行动的最大动因：尽可能多地为读者介绍、解读与健康有关的新概念、新知识与新观点，让每一位珍惜健康者做到防病有措施（如主动休息、益生菌、疫苗等），查病有门道（如挂号、医学检查），治病有规则（如医学检查、出院医嘱、网络看病、网上买药），养病有法则（如病号饭、特长养生、水疗法、自然疗法）。不至于拿到体检报告单似看天书，满头雾水（如转氨酶、肺活量、牙菌斑、肠动力等学术味儿十足的医学术语）；不至于看到身上的疾病警告信号（如血糖、血压、尿酸等变化以及慢性疼痛）无动于衷，依然我行我素；也不至于面对侵蚀健康的“天敌”（如自由基、反式脂肪、PM2.5）而无主动防范的意愿与行动，一步步滑向“健康—亚健康—疾病”的渊薮。

一封家书解惑您一个健康问题，汇集起来便成了两本不太厚也不太薄的健康书。但愿您能像亲近手机、电脑那样去亲近它，对健康由无知变为有知，由少知变为多知，您与您的家人将受益无穷。须明白知识就是力量，也是健康，您不妨试试看。您能从手机或电脑达人华丽转身为健康达人，就是笔者最大的心愿。

目　录

Part 1　入口的事

Part 2　工作，压力

Part 3　那些疗法

Part 4　医院内

Part 5　网络数字时代

Part 1　入口的事

食　商

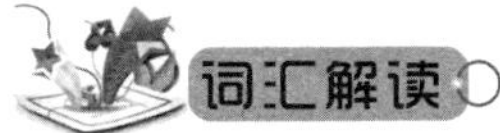

词汇解读

何为食商？食商，乃是饮食商数的简称，简单地说就是您有多少营养与饮食安全方面的知识，包括您是否知道一日三餐对健康的重要性，饮食观念是否正确，会不会合理地安排食谱，有无良好的饮食健康意识和生活习惯等。

放眼世界，各个国家皆有各自独特的饮食文化。如日本人常用眼睛“吃饭”，因为他们讲究食物的造型和颜色；法国人用鼻子“吃饭”，因为他们喜欢先用鼻子闻食物；美国人用脑子“吃饭”，因为他们总在计算热量。可能唯有中国人用舌头“吃饭”，因为我们太过讲究食物的味道。那么，到底哪个国家的人最会吃饭呢？谁家的食商高人一筹呢？

按理来说，拔头筹的应该是中国人，因为我国的饮食文化源远流长，尤其是中医学对饮食有专门的研究，不仅对各种天然草木认识深刻并以之入药，还把各种食物分为寒、中、温等不同性味，并根据食物的不同功用来制作药膳。可以说，中国人不仅在用舌头“吃饭”，也在用眼、鼻、脑等器官“进餐”。但从人均寿命来看，效果似乎并不理想，在全球寿命排行榜上，居冠的是日本人（平均 83 岁），其次为美国人、法国人等（平均 78 岁），中国人只

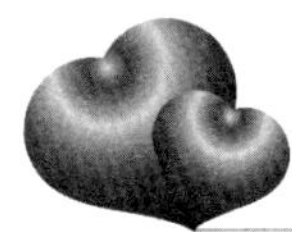

居于中游(平均74岁)。这至少从一个侧面显示，中国人的食商亟待提升。

医学研究证明，饮食模式对身体与健康的影响是一个漫长的过程。世界卫生组织指出，如果控制好生活方式与饮食模式，80%的心脏病、糖尿病与脑卒中(俗称中风)等都能得到有效预防。因此，拥有较高的食商，对于每个渴望健康的人来说都是很有必要的。

那么，您的食商究竟如何呢？下面不妨来做个小测试。以下是研究人员拟定的10道测试题，每道题都要求您回答“是”或“否”。

(1)您每天都会吃200克深绿色蔬菜吗？

(2)无论多忙，您每天都会吃早餐，而且早餐比较丰富吗？(“丰富”的标准：有蔬菜、水果、谷物以及动物性食品4类。如果只有3类，可算“比较丰富”)

(3)您每天都会喝1～2小杯活性乳酸菌酸奶吗？

(4)您每个星期能吃3次以上粗粮、全麦或薯类吗？

(5)您每个星期都会食用4次以上豆浆或豆制品吗？

(6)您每天吃的肉类(包括鸡、鸭、牛、羊肉)或鱼类不少于50克，也不多于150克吗？

(7)如果一天中没有吃动物类蛋白，您一定会吃鸡蛋或豆制品作为补偿吗？

(8)您是否很少在外就餐，更多的是在家里自制美食吗？

(9)您是否总是让自己保持七成饱，绝不暴饮暴食吗？

(10)您是否很少用饼干、巧克力、速冻饺子和方便面之类的食品代替正餐吗？

结果判断：如果您回答“是”的测试题不到4道，那么说明您的日常饮食状况不合理，需要及时改变，否则长此以往，各种慢

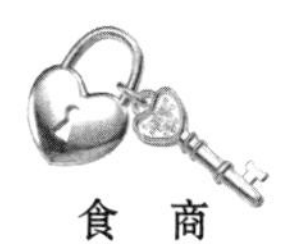

性病就会找上门来；如果您回答“是”的测试题超过 4 道但少于 6 道，那么说明您的思想意识里已有合理饮食的概念，但可能没有时间坚持健康的饮食习惯；如果您回答“是”的测试题在 6 道以上，说明您的食商及格。

总之，每个人都要意识到饮食习惯对身体长期的、潜在的影响，不要因为眼下身体好就疏忽大意。应该经常拿这 10 道题来反思自己的饮食习惯，发现问题及时纠正，防患于未然。

如果测试结果表明食商低、不及格，那该怎么办呢？唯一的办法就是向书本学习，或向营养师、专科医师请教，不断地获取、积累营养学知识，并践行之，在饮食观念和行为上破旧立新。至少要坚持以下 8 个饮食要点。

1. 注重饮食营养健康是一辈子的事，不能“三天打鱼两天晒网”。

2. 拟定食谱时，要坚持营养在先，色香味在后。

3. 挑选食物时，要注重食物的天然性与新鲜性。

4. 注重主副搭配、五色搭配、粗细搭配、荤素搭配、广采博食的原则。

5. 早、中、晚三餐份额按 3∶4∶3 的比例进行分配。

6. 严控油、糖、盐和人工添加剂的添加量。

7. 注意烹饪方法。在保证食品卫生的前提下，能生吃尽量生吃；蒸、煮、焖等是最健康的烹饪方法；尽量少用煎、炒、炸、烤等方式。

8. 进食量宜控制在七八分饱。

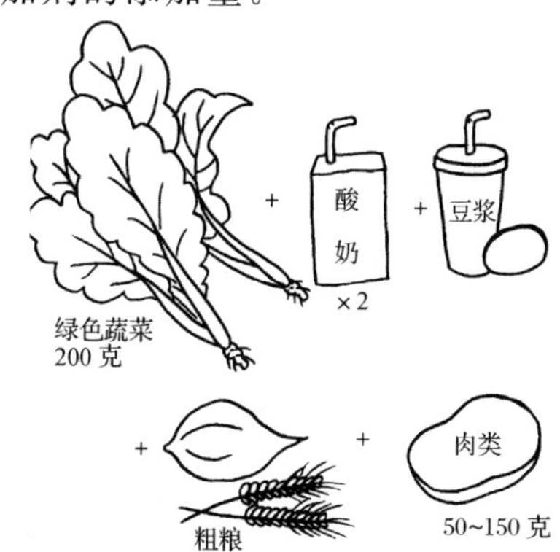

均衡营养

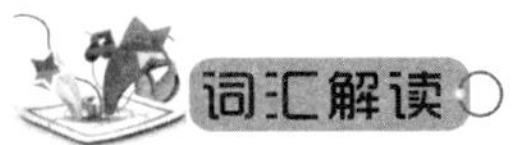

均衡营养指的是膳食营养供给与人体生理需要之间保持平衡状态，以保持营养物质不缺、不偏、不过、不乱。

均衡营养有利于营养素的吸收与利用，造福于健康，被营养学专家视为一日三餐的最高原则。但不少人觉得其不好把握，更难以落实，那就请仔细看看本文吧。

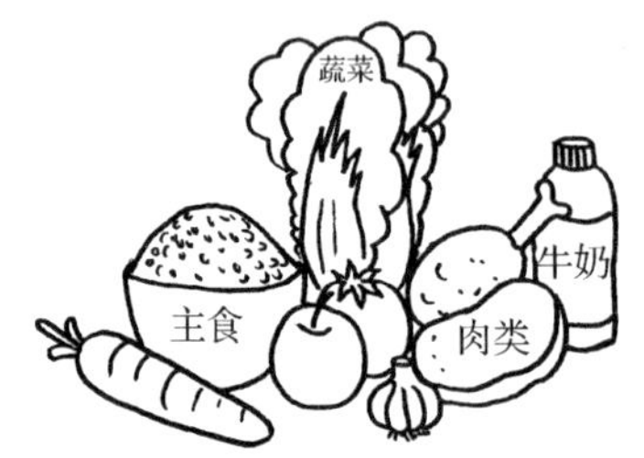

谷物是最合适的营养餐

说起营养餐，您可能首先想到肉、蛋等荤食，米、面、杂粮等谷物似乎排不上号。其实您大错特错了，均衡营养的首要体现点就是热量均衡。热量均衡又包含两个要素：①摄取与消耗的平衡，即一个人在一天中所摄取的热量要与消耗的热量保持大体的平衡；②热量来源的比例要合理，即60%左右来自碳水化合物，25%左右来自脂肪，15%左右来自蛋白质。医学研究资料证实，如果来自脂肪的热量超过30%，那么原发性高血压、糖尿病、血管硬化等慢性病就会缠身。

不难明白，在蛋白质、脂肪、碳水化合物这三大热量来源中，碳水化合物当仁不让地成了人体的第一供能大户。在富含碳水化合物的食物中，谷物以其脂肪与胆固醇含量低、能量释放持久等优势出类拔萃，成了最适合中国人的营养餐。然而，最新调查显示，中

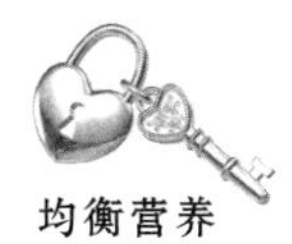

国人体内热量的35%来自脂肪，仅47%来自谷物。显然，脂类太多、谷物太少，有悖于均衡营养的原则。因此，从今天起，调整您的三餐结构，突出谷类食物的地位，做到谷类食物在每天、每餐中都占有足够的份额，这是落实均衡营养原则的第一步。

食物多样化的科学含义

均衡营养的又一个体现点是膳食结构的均衡，即食物品种多样化，各种食物比例恰当，忌偏食或挑食。

但人们常将"食物多样化"简单地理解为馒头、饼干、面包及烧饼等的"花色"多样化，或早上猪肉汤、中午炒肉丝、晚餐红烧肉等的"款式"多样化。其实，馒头、烧饼等的原料都是面粉，肉丝、红烧肉都是猪肉，实际上只是一类食物。食物多样化的科学含义是指食物原料以及类别的多样化，且每种原料还要确保一定的数量。所以，营养学专家提倡成年人每天最好吃30种食物，至少也要吃14种，涉及粮食、蔬菜、水果、豆类与豆制品、奶类以及肉蛋类等6大类，一类也不能落下。至于具体的搭配方法，营养学专家将其通俗地归纳为7句话，便于您掌握。

1."一匙食盐"。世界卫生组织建议，成年人每天摄入食盐量不要超过5克，其体积相当于一小啤酒瓶盖大小。除做菜烧汤少放盐之外，还要少吃酱肉、香肠及烧鸡等含盐高的加工食品。另外，若吃了咸蛋、饼干等含盐点心后，进餐时则须减少食盐的用量。

2."两盘蔬菜"。约500克蔬菜(即1斤)，种类最好达到5种，其中应有一盘是新鲜、深绿色的时令蔬菜。

3."三勺素油"。每天食用油的量不宜超过30克，最好限制在25克以下，其容量大约相当于3白瓷汤勺。油的种类以植物油为主，并经常变换，少吃猪油等动物性油脂。

4.“四样主食”。除米饭、馒头之外，还应有黑米、燕麦、荞麦、小米、红小豆、芸豆、莲子等杂粮，每天吃主食的种类最好能达到4种。

5.“五种调料”。充分利用调料的保健作用，如花椒、肉桂等是天然抗氧化剂的重要来源；醋和咖喱有益于控制血糖；葱、姜、蒜等可提高食欲，解毒杀菌。每天吃调料的种类最好达到5种。

6.“六份蛋白质”。蛋白质类食物在提供优质蛋白质的同时，还会有不同的健康作用，如：红肉补铁；鱼肉提供优质不饱和脂肪酸；豆腐含有大豆异黄酮等保健成分；牛奶有利于强壮骨骼；鸡蛋是维生素宝库；坚果有益心脑健康等。每天最好吃足6份。

7.“七两水果”。多吃天然水果，喝果汁虽也能得到部分营养，但保健的好处会大打折扣。

记住一个原则：每天的食物总量不要变，吃了这一种，就要换掉另一种，或者减少另一种的数量，以免总热量超标，引起肥胖，如：吃了粗粮，就要减少吃精白米面的量；吃了鱼，就要减少吃肉的量；吃了瓜子，就要减少吃核桃的量。

关键在科学搭配

均衡营养的第三个体现点是：主要营养素要足量，除蛋白质、脂肪与碳水化合物等产能营养素之外，要注重对维生素与矿物元素的摄取。维生素包括维生素A、B、C、D、E等，矿物元素包括钙、铁、锌、硒等，这两类统称为微量营养素。来自有关机构的调查显示，中国人的脂肪摄取量超标，谷物摄取量逐年减少，部分微量元素的摄取情况则每况愈下，如：钙仅达到每日生理需求量的49.2%；锌摄取量比生理需求量少20%；硒离满足生理需求的量要差11.7%；维生素A只达到生理需求量的61.7%；维生素B_1不到生理需求量的80%；维生素B_2只达到生理需求量的58.4%。结

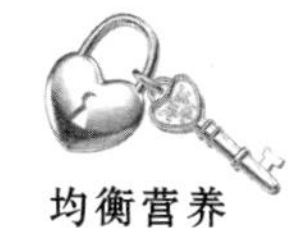

果便是机体健康水平出现滑坡，慢性病的患病率上升，如原发性高血压、糖尿病、高脂血症、贫血以及肥胖等疾病缠身。

显然，落实均衡营养原则的又一举措，就是在食物多样化的基础上进行科学的搭配，如主副食搭配、荤素搭配、粗细搭配等，达到肉中有菇（菌类）、汤中有藻（如紫菜、海带）、饭中有豆（如红豆、绿豆）、菜中有叶（如绿叶蔬菜）的目标。

至于一些有饮食偏好或从事特殊职业者，要学会用加减法对三餐食谱进行调整，尽量做到趋利避害。

1. 快餐族。工作餐宜用清淡的套餐取代单一的菜品，套餐中富含蛋白质和胆碱的肉类、鱼类、禽蛋和豆制品等不可或缺；一周别超过 2 次食用外卖食物；餐后食用柑橘、苹果、猕猴桃等富含维生素 C 的水果；必要时，每天服用 1 粒含多种维生素与矿物质的复合型营养补充剂。

2. 精细族。习惯于精米白面的精细族，应在食谱中增加富含粗纤维的食物，如小米、玉米、麦片、花生、水果、卷心菜及萝卜等，粗粮至少占全天主食量的 1/3 左右。

3. 素食族。注意钙质、维生素 B_{12} 以及蛋白质的补充，每天应安排 5～6 种高蛋白食物，如豆类、坚果类、种子类、豆腐、鸡蛋或乳制品。脂肪不可或缺，不妨以鱼、蛋与坚果替代肉类。

4. 应酬族。确保主食足量，如清汤面、蒸窝头、野菜团子及素馅包子等；多吃含钾丰富的食物，如紫菜、海带、香菇、芦笋、豌豆苗、莴笋及芹菜等，以排出常在餐馆进餐所摄取的过多盐分（钠）；另外，要增加青菜、生菜、香菇、木耳、冬笋、藕片、山药、胡萝卜及白萝卜等素菜种类，尽量抵消吃太多荤食而带来的负面影响。

5. 零食族。坚持定时吃正餐，养成习惯后可逐步改善吃零食的嘴瘾。嘴瘾来时，不妨用榛子、杏仁等坚果来代替面包、饼干与薯片等，一般10～15粒坚果即够满足嘴瘾。

微量营养素也给力

维生素等微量营养素是营养代谢的重要调节剂，适时补充有助于均衡营养。营养学专家一般有如下建议。

1. 常吃大鱼大肉的人要补充维生素B_6与维生素E。维生素B_6是蛋白质代谢需要的辅酶，一般每摄取100克蛋白质，需同时摄入1.5～2.5毫克维生素B_6；维生素E可防止常吃肉食而引起的血脂异常、动脉硬化等问题。剂量：每天应服用维生素B_6 50～100毫克；每天应服用维生素E 300毫克。

2. 常吃甜食的人要补充维生素B_1。维生素B_1是糖分解代谢的辅酶，甜食或含糖饮料食用得越多，则消耗的维生素B_1也就越多。剂量：每次应服用维生素B_1 10毫克，每天3次。

3. 常饮酒的人要补充维生素B_1、维生素B_{12}与叶酸。酒精可损耗体内储存的水溶性维生素，如维生素B_1、维生素B_{12}以及叶酸等，最好多吃水果、蔬菜、豆类、糙米及蘑菇等天然食物予以补足。如果缺乏这些维生素，可在医生的指导下服用维生素药片，如：每天应服用维生素B_1 30毫克、维生素B_{12} 25微克、叶酸4毫克。

4. 常喝豆浆的人要补锌。大豆中含有胰蛋白酶抑制剂、皂角素和外源凝集素等不利于健康的成分，因此喝豆浆前一定要将豆浆煮熟，并注意补锌，如可适当多吃些牡蛎、鲱鱼、虾皮、紫菜及鱼粉等高锌食物。

5. 常喝咖啡的人要补钙。咖啡可偷走骨头里的钙，时间长了可诱发骨质疏松，所以每多喝一杯咖啡，就要多摄取19～37毫克钙。补钙最简单的方法就是在每杯咖啡中加上两匙牛奶，并多食用绿叶蔬菜、豆腐及虾皮等高钙食物。

食物污染

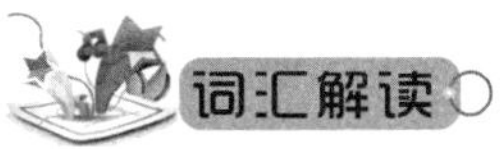

食物污染，指的是我们吃入的形形色色食物，如粮食、肉类、蔬菜、水果等，在生产、运输、包装、贮存、销售、烹调过程中，混入了有害有毒物质。

食物安全问题涉及方方面面，食品污染首当其冲，三聚氰胺、苏丹红、毒大米及地沟油事件就是例证。不难明白，注重食物安全的意义毫不逊于注重食物营养，而防范污染又是食物安全的首要问题。根据污染源，食物污染可分为生物污染与化学污染两大类，每类污染都有其特点与相应的对策，请看笔者为您细细解惑。

生物污染的危害及对策

生物污染指的是细菌、病毒、寄生虫等有害微生物的污染，危害主要有：①可使食品腐败、变质、霉烂，降低其食用价值；②有害微生物在食品中繁殖，产生毒性代谢产物，如细菌外毒素和真菌毒素等潜入人体后，引起各种急性或慢性中毒；③细菌随食物进入人体，在肠道内分解释放出内毒素，使人中毒；④细菌随食物进入人体，侵入组织，使人感染致病。

生物污染主要有三大类。

第一类是细菌及其毒素污染，如沙门氏菌、副溶血性弧菌、金黄色葡萄球菌及大肠杆菌等。主要危害是引起胃肠道疾病，如食物中毒、细菌性痢疾及感染性腹泻等，严重者可能有肝、脑、肾等脏器损害，甚至死亡。

防范对策如下：

1. 食材买回来后要及时处理。因细菌繁殖速度很快，故食材买回家后，应立即分装或处理。按照水果、瓜类、叶菜、根茎类蔬菜、猪牛羊肉、家禽肉、鱼贝类的顺序清洗，以避免交叉污染。另外，在清洗瓜类蔬果时，最好用小刷子将外皮刷干净，因为瓜皮的细菌容易在蔬果被切开时进入内部，造成污染。

2. 每接触一种食材，应洗一次手，每次至少洗够 20 秒。

3. 一次只处理一道菜，而且不要将生肉和尚未洗净的食材直接放在水池或灶台上，最好分别用容器盛着，避免其对其他食物造成污染。

4. 吃多少煮多少，且一定要煮熟。加热是对付细菌最好的方法。医学研究显示，食品加热至 80℃，保持 15 分钟，即可杀灭沙门氏菌；加热至 60℃，保持 10 分钟，即可杀死志贺氏菌；加热至 60℃，保持 5 分钟，副溶血性弧菌即会死亡；加热至 80℃，保持 30 分钟，即可杀死金黄色葡萄球菌；加热至 60℃，保持 15～20 分钟，即可杀灭大肠杆菌。

第二类是真菌和真菌毒素，包括黄曲霉毒素、伏马菌素等，可造成急性中毒或肝癌等消化道癌症。

防范对策：以黄曲霉毒素为例，黄曲霉毒素广泛存在于日常食物中，如花生、花生油、玉米、大米、核桃、榛仁、奶类、干咸鱼、火腿及香肠等。故您在这些食物面前，务必擦亮眼睛，仔细辨识，对污染严重的食物（如明显变色变味），应弃之不食；对污染

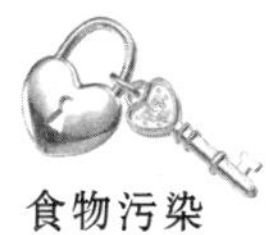

较轻的食物(变色变味很轻),则须采取净化措施。

1.剔除霉变食品。黄曲霉毒素主要集中在霉变的食物中,对于表面长有黄绿色菌斑的食物,如皱缩、变黄的花生和核桃仁,都应仔细挑拣,将霉变者剔除。

2.水洗去毒。大米遭受污染后,可用清水反复搓洗大米颗粒,一直洗到水变清为止,即可去除90%的毒素,再将洗清的大米放入高压锅内煮熟,则另外10%的毒素也将被去除。若是煮粥,则可在上述清洗步骤之后,加入适量食用碱,净化毒素的效果会更佳。

3.加热去毒。蒸煮、爆炒或油炸,均可减少部分黄曲霉毒素。如轻度污染的花生米被爆炒后,黄曲霉毒素可以减少60%;若用油炸,可减少70%。大米煮成熟饭后,70%左右的黄曲霉毒素可被破坏掉。

4.所购买的食品要贮于低温干燥之处,避免阳光直射。

5.尽量不囤积食品,所购买的食品应尽量在保质期内吃完。

第三类是病毒和寄生虫。病毒污染方面的例子有:肝炎病毒可诱发肝炎,诺如病毒可引起肠胃炎。寄生虫污染方面的例子则有:蛔虫、绦虫、蛲虫、肺吸虫、肝吸虫、旋毛虫等。污染方式多是患者、病畜的粪便污染水源或土壤,进而使家畜、鱼类及蔬菜受到感染或污染。

防范对策如下。

1.吃熟食。生吃或半生吃往往是感染病毒或寄生虫的主要渠道,如:生吃或半生吃溪蟹、喇蛄,易患肺吸虫病;生吃或半生吃淡水鱼,易患肝吸虫病;生吃或半生吃猪肉、狗肉、鼠肉,易患旋毛虫病;生吃或半生吃米猪肉,易患绦虫病与囊虫病;生吃不洁瓜果、蔬菜与水，易患鞭虫病。因此，改生吃或半生吃为吃熟食，可阻断此种致病渠道。美国食品药品监督管理局对食物的最低烹饪温度建议如下：整只家禽肉 82℃，土火鸡和土鸡 74℃，牛、羊、猪肉 71℃，蛋类 71℃（或蛋黄和蛋白煮到凝固状态），烤肉类 63℃，蔬菜类 55℃，剩菜 74℃。

2. 公共场所的管理人员要做好卫生工作，定期对座椅等进行清洗消毒。人们进出公共场所时，应有一份警惕之心，返家后，须及时脱掉外衣并认真洗手。

3. 远离宠物。有宠物情结的人要做好宠物管理，保证宠物的卫生，如：定时为宠物做体检，一旦发现宠物患有疾病，则应及时对其进行治疗，力求彻底治愈；按时为宠物接种疫苗；勤为宠物洗澡；防止宠物随处排泄，及时清理宠物的排泄物；定期对家中尤其是宠物生活区进行消毒[有 2%～3% 氢氧化钠溶液、5%～10% 含氯石灰（俗称“漂白粉”）溶液、1% 过氧乙酸、0.5% 氯已定（旧称“洗必泰”）溶液等消毒剂可供选择]；训练宠物的卫生与生活习惯，尽量使其在固定场所大小便；与宠物保持一定距离，不用嘴给宠物喂食或与宠物亲昵，逗狗玩猫要适度，避免被其抓伤、咬伤、舔伤；禁止宠物舔舐人体皮肤、黏膜及肛门等处。

化学污染的危害与对策

化学污染包括农药、亚硝酸盐、重金属等污染，对人体的危害各有其特点。

1. 农药污染

农药污染主要存在于蔬果中的农药残留。有关检测报告显示，一个人每天吃 5 种蔬果，相当于吃进了 14 种残留农药。这会损害肝功能，引起血清转氨酶升高；或干扰内分泌，损害生殖系

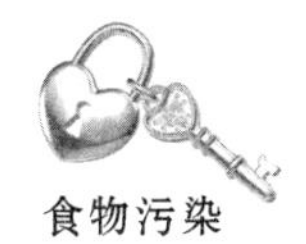

统，导致隐睾症、尿道下裂、子宫内膜异位及发育不全等疾病的发病率增长。另外，癌症、胎儿畸形、男性精子质量下滑以及一些中毒现象也与它有牵连。

蔬果农药残留主要有两种类型。一种是附着型农药，以有机氯、有机磷、氨基甲酸酯类农药为代表。有机氯常附着于蔬菜、水果表面的蜡质层中，有机磷、氨基甲酸酯类则多附着于蔬菜的表面。另一种是内吸性农药，蔬果在生长过程中已经将其吸收到了根、茎、叶等器官之中。蔬果的农药残留量与产地、季节、品种及生长周期等多种因素相关。一般说来，大棚里可用防毒网等物理方法防治害虫，较少喷洒农药，其培养的蔬果安全性优于露地栽培的蔬果。生长在野外的马齿苋、蕨菜等野菜，无须人工养护。由于没有对这些野菜使用过农药，因此很少或无农药残留在野菜上。

至于其他类蔬菜，有关检测显示，农药残留量种类按从多到少顺序排在前三位的分别为黄瓜（含有 4～13 种不同农药残留）、草莓（含有 1～13 种不同农药残留）与油菜（含有 1～12 种不同农药残留），其次为苹果、芹菜、豇豆、砂糖橘、荷兰豆、扁豆、芥菜、番茄、菠菜、洋葱、韭菜及茄子等。相比较而言，早桃、豆角、香麦菜、小白菜、甜玉米、菠萝、鳄梨、芦笋、甜豌豆、芒果、奇异果、西瓜、甘薯、柚子、蘑菇、洋白菜、大白菜、生菜及香菜等农药残留种类较少。总的来说，叶菜类蔬菜比根茎类蔬菜的农药残留多。因为叶菜类蔬菜叶片柔软、水分多，最能招惹害虫，所以叶菜类蔬菜的农药使用多。而土豆、萝卜、花生、红薯、藕及大头菜等埋在地下的根茎类的蔬菜和冬瓜、苦瓜、豌豆苗及菜花等有一定抗虫害能力的蔬菜，以及茴香、芥蓝、蒿子秆、茼蒿及香菜等有香辛味的蔬菜，病虫害少，因此，这些蔬菜的农药用量较少。至于猕猴桃、核桃、栗子等皮厚的水果和坚果，病虫害更少，生长周期又长，基本没有农药残留。冬季的叶菜类害虫少，几乎不喷洒农药；夏季，不仅害虫多，而且大棚菜几乎收完，所以菜市场里卖的绝大多数是露地菜，农药残留比较多。另外，反季节蔬菜难于种植，需要喷洒较多农药，而当季菜的农药残留量则相对较少。樱桃、杏等水果的生长周期常在病虫害活动频率较低的季节，故对它们使用的农药较少。

防范对策如下。

（1）在确保食物多样化的前提下，尽量选择不用或少用农药的蔬果品种，如大棚菜、野菜、根茎类蔬菜、抗虫害能力强的蔬果、皮厚的水果与坚果、当季菜以及冬季菜等。有条件者可多选购有机、绿色、无公害的蔬果。

（2）吃对部位。同一棵蔬菜，不同部位的农药残留量也是不一样的，大致的规律是：根上的农药残留量最多，其次是茎部，最后是叶和果实。故吃蔬菜时，最好把靠近地面的菜帮子切掉；对于青椒类，则要把蒂抠掉。而如何吃苹果呢？则要少吃或不吃果核周围的部分，因为果核的缝隙会导致农药渗入。

（3）浸泡水洗。该方法适用于叶类蔬菜，如生菜、小白菜及芹菜等。先用水冲洗掉叶类蔬菜的表面污物，再用清水浸泡叶类蔬菜，不少于10分钟。如此反复冲洗、浸泡2～3遍。

（4）阳光照射。阳光可使蔬菜、水果中部分残留的农药分解和被破坏。据测定，蔬果在阳光下照射5分钟，有机氯、有机汞农药的残留量可减少60%。

（5）加热。该方法适用于耐热的蔬菜，如圆白菜、青椒、豆

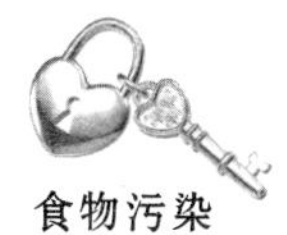

角、菜花及芹菜等。先用清水将蔬菜表面的污物洗净,将洗净的蔬菜放入沸水中焯2～5分钟后捞出,再用清水冲洗蔬菜1～2遍,可使农药残留量下降30%,再经高温烹炒蔬菜,90%的农药残留量可被清除掉。

(6)去皮。对带皮的蔬菜,如黄瓜、胡萝卜、冬瓜、南瓜、茄子及番茄等,可用削皮刀削去含有残留农药的外皮,只食用肉质部分。苹果、梨等水果的表面有一层蜡质,可以阻挡农药进入内部,只要将这些水果的表皮去掉,就能避免果肉接触相当一部分残留的农药。

(7)储存。随着时间的推移,农药在空气中可以缓慢地分解为对人体无害的物质。故一些易于保管的蔬菜可通过一定时间的存放,来减少农药的残留量,这段时间被称为“安全间隔期”。此法适用于冬瓜、南瓜、土豆及番薯等不易腐烂的品种,以及卷心菜、大白菜、韭菜等绿色蔬菜。一般应存放10天以上。若在气温较高的季节,可以将蔬菜放在空间较大的冰箱里冷藏两三天,只要保持冰箱内部空气流通,也能有助于残留农药的挥发。

2. 亚硝酸盐污染

亚硝酸盐是医学界公认的三大强致癌物之一——亚硝胺的前身。长期食用受其污染的食物,是导致人类与癌症、动脉硬化、胎儿畸形及死胎等结缘的重要原因。

亚硝酸盐的主要来源是硝酸盐(硝酸盐在体内转化成亚硝酸盐)。硝酸盐广泛地存在于自然界,诸如化肥、农药等都是其“富矿”。蔬菜栽培最离不开化肥,加上蔬菜又是一种最容易富集硝酸盐的农作物,故蔬菜成为硝酸盐的“污染大户”。据估计,人体摄入的81.2%的硝酸盐来自蔬菜。换而言之,如果您能把

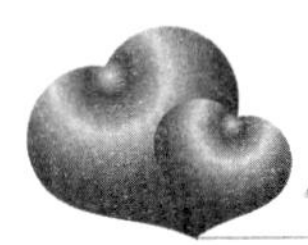

好蔬菜关，就可减少绝大部分亚硝酸盐的污染。另外，亚硝酸盐可使肉类色泽鲜艳，常用作食品的着色剂与防腐剂。如果您对香肠、腊肉、罐头等食品情有独钟，也就给亚硝酸盐入侵体内发放了更多的“入场券”。

防范对策如下。

(1)远离香肠、罐头等食品。

(2)应选择硝酸盐含量低的蔬菜。检测表明，蔬菜中的硝酸盐平均含量由高到低依次为：根菜类＞薯芋类＞绿叶菜类＞白菜类＞葱蒜类＞豆类＞瓜类＞茄果类＞食用菌类。其中，番茄、辣椒、西瓜、黄瓜及香菇等蔬果具有一定的“自洁”能力，最为安全。而菠菜、叶用芥菜等蔬菜富集硝酸盐的能力特强，因而它们的硝酸盐的蕴藏量高，危险性大。同时，同种蔬菜的不同部位，硝酸盐的含量也不一样，如：土豆中心部位所吸附的硝酸盐的含量比外表部位高29％，胡萝卜中心部位比其他部位高20％，黄瓜壳部位比黄瓜肉部位高25％，芹菜梗部位一般高于芹菜叶部位。简而言之，蔬菜的根、茎、叶部分受到的硝酸盐污染较重，而蔬菜的花、果、种子部位受到的硝酸盐污染较轻。如何挑选，想必您心中已经有数了吧。

(3)对食物进行加工，可以清除部分硝酸盐。具体加工方式有去皮、水清洗、水或盐水浸泡、水煮、蒸或烫等。硝酸盐极易溶于水。泡或煮过的食物中的硝酸盐含量明显减少(减幅为12％～93％)。如：土豆洗净切块后再浸泡，90％的硝酸盐会溶于水中；甜菜经水煮后，硝酸盐的含量可降低60％。

(4)大蒜中的大蒜素可以抑制胃中的硝酸盐还原菌，使胃中的亚硝酸盐明显降低。茶叶中的茶多酚与维生素C可以阻断亚

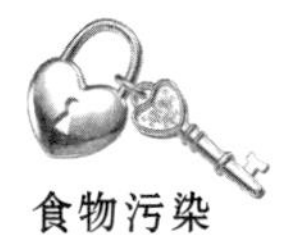

硝胺的形成。因此，常吃大蒜，适量饮茶，多吃富含维生素 C 的番茄、柑橘、大枣及猕猴桃等蔬果，可以消除亚硝酸盐。最好不要吃剩饭剩菜，因为其中亚硝酸盐含量会成倍地升高。

3. 重金属污染

重金属是指比重大于 4 或 5 的金属，常见的有铅、镉、汞、铝、砷等几种。重金属污染有 3 大特点：微量剧毒，长期积累；终身有害，不可逆转；看不见、摸不着，难以提防。其对人体健康的危害可概括为 5 大罪。①扼杀智力（如：铝可诱发痴呆症；汞可导致注意力缺陷、语言和记忆障碍、运动及感觉能力下降；铅可降低儿童智力）；②伤肝害肾（汞、砷、镉等重金属可导致肝硬化、中毒性肾病甚至尿毒症）；③诱发骨病（包括骨质软化或疏松）；④导致不育（铅、镉等重金属可损害男性生殖系统的核心器官——睾丸）；⑤致癌（砷可令人患上膀胱癌、肺癌和皮肤癌，其致癌过程很慢，到癌症发病有的可达 10 年之久）等。

重金属最易从如下途径获得。

(1)海鲜：美国的一份检测报告显示，鲨鱼、鲭鱼、鳕鱼及金枪鱼等含汞量高；海虾的含镉量超标 3.5 倍，东风螺超标 2.5 倍。

(2)动物内脏：有检测发现，动物肾脏的镉含量超标 100 倍；约 80%的新鲜猪肝中铅、砷残留量超标，铅最高超标 26 倍，砷最高超标 25 倍。

(3)皮蛋：有监测发现，皮蛋内的铅平均含量超标1.2～8.0 倍。

(4)易拉罐饮料：其中的铝含量比瓶装饮料高 3～6 倍，主要来自内壁有机涂料。

(5)“漂亮”餐具：陶瓷器具中铅、镉溶出量超标可达数十倍；不锈钢餐具中铬、镉超标；油漆筷子多含有铅、镉、苯等有害物。

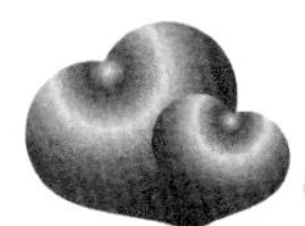

(6)香烟：常吸烟者体内铅、镉、锰3种重金属含量比不吸烟者高2倍，一天吸20支烟的危害与3.2微克镉的作用相当。

(7)中药材：朱砂含汞，雄黄含砷，植物药中的板蓝根、黄芪、当归、党参、羌活、地黄等含有铅与镉。韩国一项报告显示，从中国进口的中药材中，铅、镉、砷等含量超标达9倍以上。

一份来自国家权威部门的统计显示，以2009年为例，重金属污染使4035人血铅超标，182人血镉超标，引发32起群体性事件。重金属污染形势严峻，防范迫在眉睫，我们作为个人，可以有一些防范对策。

(1)科学吃海鲜。如：到超市选择大公司的品牌产品，不买小贩摊上的水产品；选择相对安全的品种，如生蚝、虾、扇贝等；限制海鲜的进食量，每天吃的海鲜种类不超过一种，数量不超过100克；尽量选择草食性品种的鱼类，如草鱼、鳊鱼、团头鲂，它们受到的污染相对小一些；多选择体积小的鱼类；不吃或少吃鱼头、鱼皮、鱼翅和内脏；特别是旗鱼、鲭鱼、鲶鱼和胖头鱼等，含有较高的汞量，应少吃，一个月最多吃2次。

(2)每周最多吃动物内脏1～2次，每次动物内脏的食用量不超过50克。

(3)选择无铅皮蛋，吃皮蛋时，应加些醋，以尽量减少人体对有毒物质的吸收。

(4)少喝易拉罐饮料，改喝瓶装饮料或直接用自家的杯子饮用白开水。

(5)尽量选择素淡餐具。购买陶瓷餐具时，尽量选择白色以及图案在顶部、边缘、外面的品种，可减少颜料与食物接触的机会。摸上去光滑、没有油墨味道的瓷器，品质更好。尽量避免使

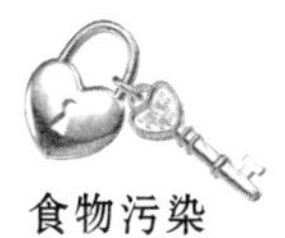

用不锈钢餐具盛放盐、醋、酱油等调味品。首次使用陶瓷餐具前，应用开水煮5分钟，这样可以最大限度地将餐具里的有害物质溶解出来。

(6)戒烟，并避开二手烟、三手烟。

(7)纠正“中药无毒副作用”的片面意识，服用中药时要严格遵照医嘱，避免滥服中药而给重金属带来可乘之机。

(8)适当多吃以下3类食物：一是含有丰富有益矿物质的食物，如种子和坚果，能阻碍人体对有害重金属的吸收；二是膳食纤维含量高的食物，如燕麦、芹菜等，可以吸附重金属，减少其在人体内的吸收；三是牛奶、豆制品、木耳、西兰花、番茄、香菇及大蒜等具有一定排毒功能的食物，有利于重金属的排出。特别值得推荐的是，火龙果富含一般蔬果中含量较少的植物性蛋白，在人体内遇到重金属离子时，植物性蛋白可快速将其包裹住，避免肠道吸收重金属离子，并通过排泄系统将重金属离子排出体外，其解毒作用强大。

(9)多喝水。水是人体最佳的“洗涤剂”，有助于及时清除重金属，保持体内“干净”。

(10)勤上运动场，每周至少锻炼3次，每次30分钟，要求达到出汗的程度，以增强身体排毒代谢的能力。

(11)要少喝酒类饮料，因为酒可提高人体对铅和镉的吸收能力。

食物“副作用”

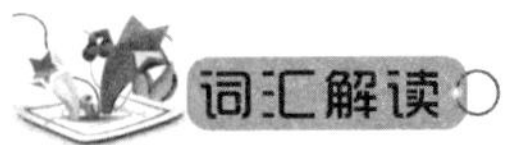

吃鸡蛋，皮肤起斑；吃红薯，胃灼热；吃巧克力，头痛……人体赖以生存的食物竟如此“不友好”，实在是出人意料。其实，这就是科学家们所说的食物的“副作用”。

“副作用”似乎是药物的“专利”，与食物联系在一起，虽有些陌生，却是活生生的现实。这些食物的“副作用”或改变人的形象，或影响人的健康。对于食物的“副作用”，不可听之任之，趋利避害才是明智之举。

“副作用”：败坏您的体味

黑榜食物：肉类、咖喱、大蒜、洋葱等。

医学解析：肉类在代谢过程中可产生很多酸性物质，导致人体产生令人不快的气味。气味通过汗腺散发出来，汗腺发达的腋下、大腿根部等处的气味尤为明显。其他如洋葱、大蒜、茴香和咖喱等食物，虽有健脑护心等保健功能，但气味不佳，同样有将人变成“臭男或臭女”的可能。

解决之道：适度减少肉类、葱、蒜等品种的分量，增加蔬菜、水果、粗粮、海藻及鲜花等的分量。这些食物或富含铁、镁等矿物质，或可帮助清除体内毒素、净化血液，使您散发出“幽幽香气”。如：常吃菠菜(铁的“富矿”)，可产生“春菊香味”；常吃豆类(含镁多)，可散发出“杏香味”；常吃海藻(富含胶质，排毒作用

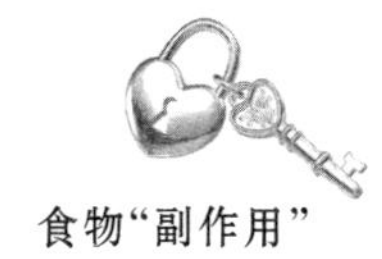

强)，可呈现出“藻香味”；常吃鲜花(如玉兰花、木樨花、芦荟、菊花等)，可产生“鲜花味”，助您成为现代版“香妃”。

“副作用”：让人变丑

黑榜食物：密集性食物(指养分丰富的食物，如肉类、奶类和五谷类)、腌制品、油炸与高糖食物、含碘多的食物以及感光食物。

医学解析：密集性食物与高糖食物(如含大量蛋白质和淀粉的蛋糕)热量太多，易使形体“发酵”而臃肿。腌制、油炸类食物含较多亚硝酸盐，可加速细胞的衰老。含碘元素多的食物固然有益智抗寒之功效，但也会引起皮肤黑色素沉积从而使皮肤形成斑斑点点。柠檬、橘子、香菜、芹菜及胡萝卜等含有感光物质，食用这些食物后，皮肤一经紫外线照射，可出现过敏、发炎及色素沉着等征象。高脂肪尤其是含反式脂肪酸多的食物(如方便面、酥皮面包、炸鸡腿及葱油饼等)，是诱发痤疮的“罪魁祸首”。

解决之道：对密集性食物巧妙搭配，如：同一餐只吃一种密集性食物并配合蔬菜；拒绝汽水、果汁等高糖分饮料加盟；或吃巧克力时，配一杯热茶。尽量限制腌制与油炸食物的摄入。食用海带等含碘高的食物以及橘子、胡萝卜等感光食物时，不要过量，外出时采用撑伞、戴太阳帽等措施遮蔽紫外线照射以保护皮肤。

“副作用”：导致过敏

黑榜食物：牛奶、鸡蛋、花生、胡桃、杏仁、鱼类、贝类、大豆、小麦、香蕉及芝麻等食物。它们“造就”了大约90%的食物过敏者。

医学解析：人们只知道高蛋白食物富有营养，却往往忽视其不利的一面：有些蛋白质是导致过敏的“凶犯”。过敏症状形形色色，最主要的症状是出疹子，其次是感冒，此外还有胀气、失眠等。

解决之道：过敏体质的人应到医院做过敏原检测，然后将引起过敏的食物从食谱中剔除。

“副作用”：引起胃灼热、反酸等不适感

黑榜食物：柑橘类水果、油炸和含脂肪食品、醋、番茄、巧克力等。这些食物可引起心窝部烧灼感。土豆、红薯、萝卜、大蒜等食物可引起反酸等不适感。

医学解析：土豆有“地下苹果”的誉称，红薯则是知名度颇高的“抗癌食物”，两者的问题都是含淀粉量太多，可刺激胃部分泌大量胃酸而引起反酸。萝卜、大蒜、葱等含有辛辣成分，同样可刺激胃黏膜产生大量胃酸，致使胃部出现“火烧火燎”的感觉。

解决之道：限量且不要空腹食用。一旦出现反酸、烧灼感，可以喝点温开水稀释胃酸以减轻症状。

“副作用”：导致高脂血症

黑榜食物：动物脑及内脏器官(肝、肾、脾)、禽蛋。

医学解析：动物性食品营养较高，但其胆固醇的蕴藏量也高，如：猪脑每百克中含胆固醇在2500毫克以上，堪称“胆固醇含量之冠”；鸡蛋黄次之，每百克的胆固醇含量在600毫克以上；猪肝中的胆固醇含量相对较低，每百克中只有胆固醇约280多毫克。而人体允许每天的胆固醇摄入量则不超过300毫克。有心血管疾病或胆固醇偏高者，每天的胆固醇摄入量不超过200毫克。过多地食用动物内脏与蛋黄，必然导致体内胆固醇水平升

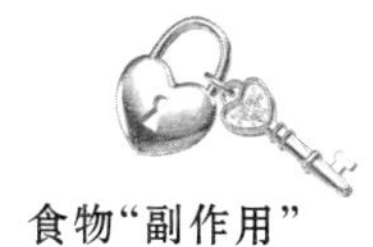

高，使人容易患高脂血症。

解决之道：多素少荤，吃荤食要按以下规律优选：禽肉（鸡、鸭、鹅肉）胆固醇含量低于畜肉（猪、牛、羊肉）胆固醇含量，畜肉胆固醇含量低于畜内脏胆固醇含量，瘦肉胆固醇含量低于肥肉胆固醇含量，鱼类胆固醇含量低于贝壳类和软体类胆固醇含量。

“副作用”：引发尿路结石（包括肾结石）

黑榜食物：含草酸多的食物——菠菜、苋菜、茭白、笋类、巧克力、可可、坚果及辣椒等；含钙质多的食物——牛奶、奶酪、虾皮及芝麻酱等。

医学解析：尿路结石的形成，起因于草酸与钙质两种成分结合后形成的一种新的化合物——草酸钙。草酸钙沉积下来就是结石的“核心”。菠菜、茭白等富含草酸，牛奶、芝麻酱等则是钙质的“富矿”。同时食用两类食物就给了草酸与钙质结合的机会，尿路结石或肾结石就随之形成了。

解决之道：对菠菜、苋菜等含草酸多的蔬菜，先用开水焯一下，可将这些蔬菜中所含的大部分草酸清除掉。坚果、巧克力等含草酸多的食物与含钙高的食物需错开食用。饭后不要马上喝茶，应隔一两个小时后再喝。

“副作用”：引起水肿与动脉硬化

黑榜食物：鸡精、味精、酱豆腐、酱油、咸菜、榨菜及腌腊制品等含盐多的食物。

医学解析：人体需要一定浓度的盐分来维持内环境的平衡，但若摄入盐分过多，则会使体内的盐浓度升高。而体内盐浓度升高会带来什么影响呢？一方面，人体为了稀释过高的盐浓度，会大量

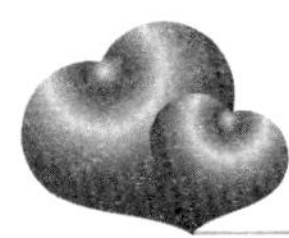

潴留水分，从而导致眼皮、下肢等部位水肿；另一方面，体内长时间含过多的盐分能促使动脉血管发生硬化等病变。据测算，每100克榨菜的含盐量相当于11克盐，每100克酱油的含盐量相当于15克盐。鸡精、酱豆腐、咸菜、腌制或烟熏食品等都属于“藏盐大户”。

解决之道：限盐，每天摄入的盐量不超过5克。同时，食用薏米、红小豆、冬瓜等利尿食物以帮助身体排出多余的水分与盐分。到超市购物时，要学会看食物包装袋上的成分表，如：标注的钠含量——1克钠相当于2.5克盐。

“副作用”：“招惹”头痛

黑榜食物：咖啡、巧克力、茶、可乐等含咖啡因的食物，火腿、午餐肉等含亚硝酸盐的食物，酒类、冷饮等。

医学解析：食品中的咖啡因、亚硝酸盐以及其他某些成分，通过影响脑部的化学物质或者通过化学作用，引起脑血管的急剧扩张或收缩而导致头痛。头痛包括偏头痛与紧张型头痛两类。以咖啡因为例，食用含咖啡因的食物30分钟后，食物中的咖啡因就会刺激神经细胞使其释放肾上腺素。而肾上腺素会加快心率、升高血压、增加肌肉的血流量，并减少皮肤和器官组织的供血，引起脑供血不足而致头痛。另外，夏季贪食冷饮之后，体内突然受到的冷刺激也可让血管收缩而引发头痛。

解决之道：尽量少吃或不吃上述食物。已有头痛症状的人，可多吃菠菜、豆类、杏仁等富含镁元素的食物，有助于减轻头痛。

“副作用”：伤害性能力

黑榜食物：红肉（猪肉、牛肉、羊肉等）、高脂牛奶、油炸食物、精面粉、黄豆。

医学解析:红肉、高脂牛奶富含饱和脂肪酸与胆固醇。饱和脂肪酸和胆固醇能使血管变窄甚至堵塞血管(性器官中的血管较为细小),导致输送到性器官的血液量减少,遂可引起阳痿。油炸食品含有反式脂肪酸。反式脂肪酸对血管具有破坏力,而比起饱和脂肪酸引起的破坏力来说,有过之而无不及。精面粉中的锌元素在加工过程中被大量丢失,而对于培养性欲和健康生殖,锌元素恰恰是至关重要的营养因子。黄豆虽很有益,但却含有雌激素。而黄豆中的雌激素可提升男人体内的雌激素水平,从而给性能力"蒙上阴影"。

解决之道:适度限制登上黑榜的食物的食用量。

"副作用":损害智力

黑榜食物:酒类,以及富含铜(如牛肝、豆类)、铝(如油条、粉丝、膨化食品、浓茶)、铅(如爆米花、松花蛋、油炸薯条、罐头食品、贝类、大红虾、莴苣、向日葵、甘蓝、啤酒)、汞(如深海鱼、鱼翅)等重金属元素的食物。

医学解析:酒类中含有的酒精进入人体后6分钟内,就能伤及大脑。至于过多的铜、铝、铅、汞等重金属离子,随食物潜入体内后,或降低记忆力,或使学习和思维能力迟缓,或诱发痴呆,危害匪浅。

解决之道:铜元素是人体的必需微量元素之一。对含铜元素的食物不能禁食,但要限量。对于其他富含铝、铅以及汞等重金属元素的食物,应远离之,以保证健康。

"副作用":毁损牙齿,降低免疫力

黑榜食物:高糖食物,如各种糖果、糕点、面包。

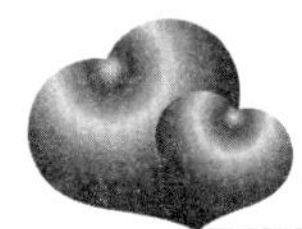

医学解析：食用糖果后，口腔里的细菌可在2分钟内将糖分解成酸性物质，腐蚀牙齿表面的珐琅质。持续约1小时后，口腔环境才回归正常。另外，糖还会立即升高血糖水平。接着，血糖下降，使人产生疲劳、饥饿和烦躁感。此外，糖果对免疫力的损害可持续5小时之久。

解决之道：健康人要限量食用高糖食物。食用后，需要刷牙或漱口。患感冒、腹泻等疾病时，应暂停食用高糖食物。

抗氧化

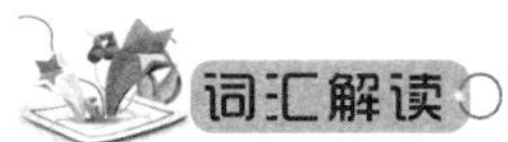

抗氧化是抗氧化自由基的简称。关于氧化自由基，在《解密健康：来自医生的健康家书1》中已谈及，乃是多种疾病与衰老的“元凶”。换而言之，抗氧化自由基可专门对抗氧化自由基，进而收到保护健康的效果。

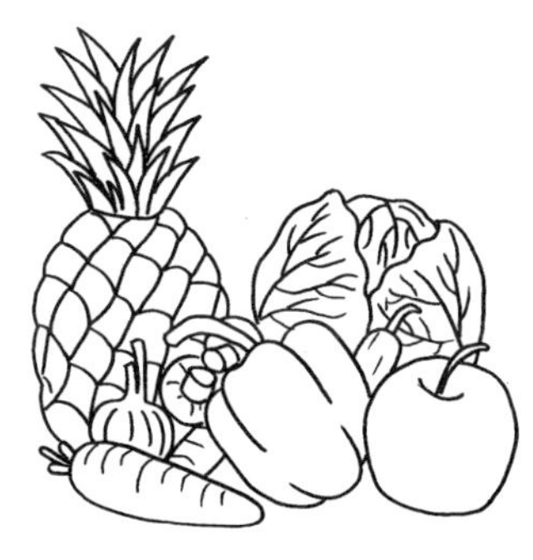

正值花季年龄的您，在某天梳头时却发现一根白发在“万黑丛中”，很刺眼；不过二十来岁的您，对镜理妆，却见一条条皱纹出现在眼角；刚30岁出头的您，对夫妻生活的热度却陡然下降，有的甚至出现血压、血糖、血脂、尿酸等生理指标偏高的情况。到医院检查后，医生说出了一个最令女人担忧的词汇——“早衰”。那么问题出在哪里呢？这令人百思不得其解。

对此，笔者有一个建议：查一查您的食谱，是不是忽略了对一类叫作抗氧化营养素的摄取，从而冷落了健康与美丽的“守护神”呢？如果是这样的话，您立马调整自己的三餐结构，那么一切都还来得及。

抗氧化营养素的真相

要弄清抗氧化营养素的“庐山真面目”，需要从人体的氧化作用说起。我们每个人无时无刻不在呼吸，吸入氧气，呼出二氧化碳。那么吸入的氧气派了什么用场呢？吸入的氧气主要是参与体内的各种氧化反应，保障各种代谢活动得以正常运行，从而维系生命的存在。这本来是一件大好事，然而问题也出在这里——少量氧气，在多种酶的作用下，生成了一种极具破坏性的物质——医学上称之为自由基或者活性氧。过多的自由基恣意突破人体的天然防线，如同微型炸弹般在体内“狂轰滥炸”，攻击细胞中的遗传物质，升高“坏胆固醇”低密度脂蛋白水平，加速细胞衰亡，加快人的衰老进程，并成为动脉硬化、心脑血管病乃至癌症的祸根，被科学家形象地喻为人类健康的“杀手”。

值得庆幸的是，人类与生俱来地携带了一套完整的抗氧化防御系统，并与氧化过程保持着平衡，迫使“杀手”（自由基）无所作为。但是，现代环境的污染越来越严重：电器的辐射（如电脑、电视）、化学物质的入侵（如化妆品、药物）以及社会竞争加剧带来的精神压力，导致体内的氧化过程活跃，产生大量额外的自由基。对于这些当前年龄不该存在的而额外增加的氧自由基，原来的抗氧化系统日渐变得“力不从心”，需要引进新的力量“加盟”，才能维持氧化与抗氧化之间的平衡状态。抗氧化营养素就是这样的“盟友”。

研究发现，抗氧化营养素至少拥有3大功能。

1. 抑制自由基生成。

2. 清除已生成的自由基。

3. 保护人体组织免受自由基的氧化损伤。

在抗氧化营养素的守护之下，您的健康与美丽将得到有效保护。一些研究结果就是最有说服力的例证。

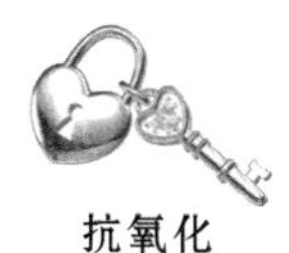

一是美国塔夫茨大学的研究人员发现，一个人若能坚持从日常食物中吸取抗氧化能量，使抗氧化能量指数维持在5000的水平，就能够有效地抵御早衰，从而明显延缓生命老化。

二是美国北卡罗来纳大学流行病学与营养学家的研究显示，从食物中获取足量番茄红素（抗氧化营养素之一）的人群，其心脏病发作的风险仅为获取最低番茄红素量的人的一半。换而言之，番茄红素减少了50%的心脏病发作风险，收效可观。

三是美国哈佛大学研究人员针对约5万人的调查表明，每天摄取番茄红素较多的人，乳腺癌的患病率可降低21%～34%。伊朗科研人员也观察到，每星期固定食用番茄，能够使食管癌的发生率降低40%。意大利的一项研究则显示，摄取番茄红素可使大肠癌与胃癌的发病率降低大约60%。

抗氧化营养素“排行榜”

抗氧化营养素是一支“大军”，成员不少。随着科学研究的不断深化，将会有更多的“新战士”补充进来。下面就是这支“大军”中的部分成员，既有“老面孔”，也有“新面孔”，愿读者更多地认识它们。

1. 维生素

维生素位列“排行榜”首位，包括β-胡萝卜素、维生素C、维生素E等，乃是清除人体内自由基的“主力兵团”。

推荐食物：β-胡萝卜素在深黄、橘红及深绿色的蔬果中含量最多，如南瓜、茼蒿、油菜、芒果和胡萝卜等。深绿色蔬果则是维生素C的理想来源，水果中以番石榴、猕猴桃的维生素C含量最多，其他的则有柳丁、葡萄柚、芒果及柚子等。富含维生素E的食物主要有胚芽、豆类、蛋、甘薯、绿色蔬菜、各种水果及坚果、油类(橄榄油、向日葵油、麦芽油、芝麻油)。

2. 过氧化物歧化酶

过氧化物歧化酶清除自由基的功效显著，享有人体的“爱国者导弹”称号。

推荐食物：刺梨、山楂、大枣、香蕉、豆角、紫茄、韭菜、青椒、香菇及螺旋藻等(每10克新鲜螺旋藻中，含有10000～37500单位的活性过氧化物歧化酶)。

3. 谷胱甘肽

谷胱甘肽由谷氨酸、半胱氨酸和甘氨酸等组成，属于较强的抗氧化营养素之一，可对人体的每个细胞、组织和器官实施全面“呵护”，运用中和乃至消灭等手段，将“氧自由基”变成无害物质，并使氧自由基产物排出体外，达到拯救细胞、保护健康的目的。谷胱甘肽享有“防御自由基损伤的弹药库”“抗氧化物之王”等誉称。

推荐食物：首选肉类，其次是新鲜蔬菜与水果。请记住，在择优选购富含谷胱甘肽食物的同时，还须改进烹调方式，因为高温烹煮可丢失一些谷胱甘肽。而且，罐装及加工食品里会丢失的谷胱甘肽更多，其含量只有未加工食品状态时的1/8。此外，若将上述食品磨碎或榨汁，也会损失部分谷胱甘肽。

4. 类黄酮

类黄酮是一类含有天然植物色素的多酚类物质，在苹果中的含量颇多。资料显示，每天吃2～3个苹果，可使男性心脏病死亡率降低一半。

推荐食物：苹果、洋葱、香菜、胡萝卜、紫茄、南瓜、草莓、红葡萄、绿茶。

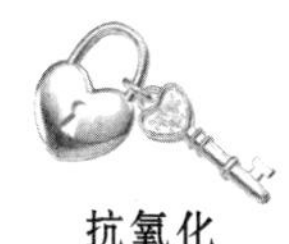

5. 番茄红素

番茄红素是近年来从被人们所认识到的500多种类胡萝卜素中脱颖而出的强抗氧化营养素，其功效为β-胡萝卜素的2倍、维生素E的100倍，享有“植物黄金”之称。番茄红素能够有效地阻遏“杀手”(自由基)攻击细胞与基因，有“护心与防癌”之功效。

推荐食物：番茄、西瓜、甜杏、红柿、秋橄榄、葡萄柚、木瓜。

6. 植物固醇

植物固醇乃是植物食品中最有益于健康的成分，在水果、蔬菜中含量较少。

推荐食物：植物油、谷物、花生、豆类。

7. 叶绿素

叶绿素广泛分布于绿色蔬菜中，是绿色植物的“血液”。

推荐食物：绿色蔬菜。

8. 白藜芦醇

白藜芦醇是葡萄在日光紫外线照射下产生的一种植物抗毒素，具有抗菌、抗癌、抗血栓、抗高脂血症及抗脂质过氧化等多种生物活性，在帮助人体抵御心脏病、乳腺癌及子宫内膜癌等方面功不可没。

推荐食物：葡萄干、葡萄酒、花生。

9. 矿物质

矿物质包括硒、铁、铜、锌等元素，不仅是人体的重要组成成分，而且具有较强的清除自由基的功能。

推荐食物：肉、蛋、全麸谷类、绿色蔬菜、胡桃、大蒜、洋葱及海产类等食物含硒元素丰富；动物肝、肉、豆类、坚果、葡萄干及香菇等食物含铜元素不少；肉类、海产、牛奶、蛋、大豆及花生等食物含锌元素颇多；肝脏、肉类、蛋、豆类、深绿色蔬菜及干果类等食物则是元素铁的“富矿”。

10. 肌醇

肌醇是B族维生素大家族中的一员，又被称为维生素B_8，具有代谢脂肪，降低胆固醇，护心、护肝等生理功效。

推荐食物：动物内脏、荚豆、核果、小麦胚芽、香瓜、柚子、包心菜。

11. 牛磺酸

牛磺酸是人体内抗氧化活性的调节与保护的物质，对大脑发育、神经传导、视觉机能完善、钙的吸收有良好的作用。

推荐食物：禽畜类、水产品等，尤其是水产品，如牡蛎、蛤蜊等。禽类中，牛磺酸在黑肉中的含量比在白肉中高。而蔬菜、水果、谷类、干果类等日常食物都不含有牛磺酸，奶制品中牛磺酸的含量也较低。

12. 花青素

花青素是一种多酚类色素，是自然界中最好的抗氧化剂之一。其抗氧化能力是维生素C的20倍、维生素E的50倍，具有水溶性，很容易被身体吸收和利用。花青素在提升人体的抗病力、防癌抗癌、抑菌抗病毒、抗过敏、保护关节、排铅及改善视觉功能等方面卓有成效。

推荐食物：紫色食物含花青素的量多，如紫菜、紫洋葱、紫茄子、紫甘蓝、蓝莓、紫玉米及紫甘薯等。

将调味品“动员”起来

调味品也是抗氧化营养素的一支“方面军”，如果将它们也“动员”起来，那么人体内的抗氧化系统实力肯定会倍增。

1. 酿制调料。科学家发现，食品经过发酵后，其中的抗氧化

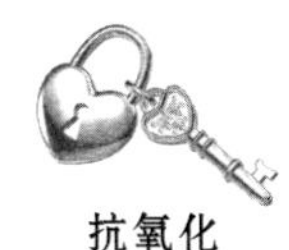

成分会被充分“解放”出来并明显增多，故发酵类调味品都拥有一定的抗氧化实力。以面酱为例，面酱系由面粉、大豆等原料经发酵酿制而成，味道鲜美，含有的米曲菌等真菌具有较强的抗氧化活性。再说醋，醋中的氨基酸含量高，可以有效地抑制人体内氧化物的生成。至于豆豉，其含有的纳豆杆菌与丹贝菌都具有抗氧化作用，被日本人誉为“长寿食品”。酱油也“不甘示弱”，新加坡国立大学研究人员报告，酱油中含有的多种天然抗氧化成分有助于减少氧自由基对人体的伤害，其功效比公认的维生素 C 和维生素 E 等抗氧化剂要强几十倍。

2. 香味调料。芝麻油含有强力脂溶性抗氧化木聚糖质，其抗氧化能力是维生素 E 的 4～5 倍。肉豆蔻中的肉豆蔻酚比合成的食品抗氧化剂有更强的抗氧化性，且有抑制癌细胞增殖的功效。茴香中含有数种具有抗氧化作用的化学成分，从中提炼的物质常用于抗肌肤老化的化妆品的制作。

3. 辛辣调料。生姜含有类似水杨酸的有机化合物——乙酰水杨酸，降血压、降血脂与抗血栓的功效卓著。红辣椒中含有辣椒红素。辣椒红素具有强大的抗氧化作用，特别有助于预防脑细胞老化和延缓记忆力衰退。葱白的主要成分为黄酮等酚类化合物，故葱白属于强力抗氧化剂。葱头中的谷胱甘肽能将人体内的过氧化物还原成无害物质，保护肝脏、肌肉等组织的细胞膜不因氧化而受损。大蒜中的某些化学成分可阻断过氧化物的生成，并抑制肿瘤生长。咖喱在人体大肠内可被还原成具有强烈抗氧化活性的四氢姜黄素。芥末中有一种被称为异硫氰酸酯的化学物质，其属于含硫化合物，可有效地捕捉自由基，故芥末的抑癌与抗氧化的效果均很显著。

抗糖化

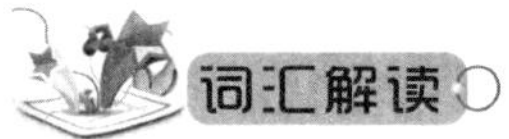

人们通常对抗氧化在防病保健中的作用较为了解，但对时下新冒出来的“抗糖化”概念知之甚少。

抗氧化的矛头所指的是“氧自由基”，而抗糖化的剑锋指向的则是糖类食物在人体代谢中的“糖化现象”。过多的糖化物与过多的氧化物一样可造成细胞损伤而致病，从而加速人体衰老。

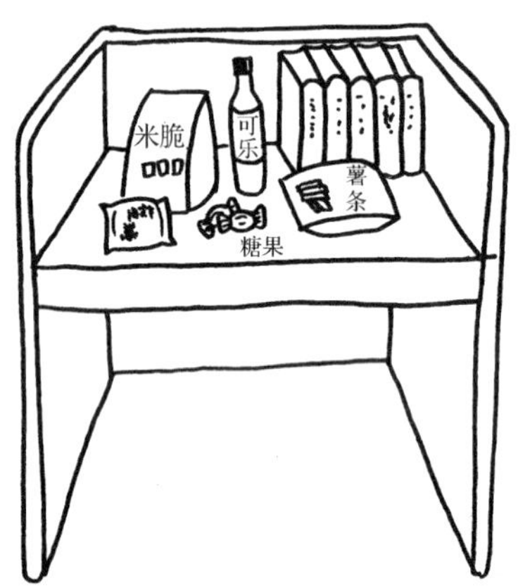

人为何会衰老？除了年老、氧化外，还有糖化，这三种因素被医学专家喻为人体衰老的“三重奏”。再细究一下，“三重奏”之“年老”属自然规律，不随人的主观意志而转移。人能改变的只有“氧化”与“糖化”这两大危险因素。就“氧化”与“糖化”而言，各自都只是致病的一个方面，单纯抗氧化无异于仅做了一半的保健功课，须与抗糖化结合起来才是确保健康的完美配方。

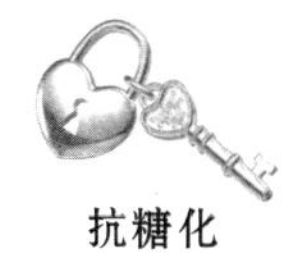

抗糖化亦是如此。所以，从现在起就将您的三餐纳入抗糖化战略中来，与抗氧化双管齐下，方能有效地防病延年。

“糖化”的真相及危害

人类一日三餐都要食用一定量的糖类食物（如米、面、杂粮等，在医学中称为“碳水化合物”）。糖类食物经肠、肝等消化器官吸收代谢后形成葡萄糖，并与体内的蛋白质、脂肪酸结合，这个结合过程就叫作“糖化”。糖化后形成的新物质被称为“糖基化终产物”，属于劣性蛋白质，英文缩写为 AGE。这些劣性蛋白质非常顽固，一旦形成就再也不会分解。我们天天进餐，糖化反应在体内则反复进行，导致 AGE 日积月累，糖化程度不断升高。据测定，一个人到五十多岁时的 AGE 量，相当于其二十几岁时的 1.5 倍以上。

日积月累的 AGE 可不是一盏“省油的灯”，它们沉积于体内组织中，“上蹿下跳”并“为非作歹”。而皮肤则首当其冲。皮肤胶原蛋白的弹力因为劣性蛋白质的骤增而降低，于是皮肤弹性消失、纹理变粗、松弛、干燥，手指触之感觉硬邦邦，继而皱纹登场，肤色晦暗，色斑亮相。头发也难以幸免，因为其同样由蛋白质构成，过度糖化使之失去弹性与光泽。男性，常会面镜自叹“廉颇老矣”；女性，可能迫不得已地向美容院求救。不过，美容院只能做点“面子文章”，无法解决根本症结——过度糖化。

其实，肌肤问题还只算是“小巫”，严重的在于体内血管、神经以及组织的过度糖化。人在进餐后，血糖会上升，虽说健康人的胰腺会分泌足够的胰岛素对血糖进行代谢与调节，血糖值一般在饭后 4 小时左右即可恢复正常，但胰岛素分泌不足或功能低下者则无法顺利地将多余的葡萄糖代谢掉，以致形成持续慢

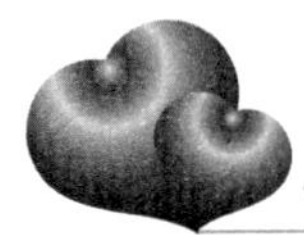

性的高血糖状态，医生就会给这些人戴上“糖尿病”的“帽子”。而关于糖尿病对人体健康乃至寿命的杀伤力，您应该是有所了解的吧。

接下来，严重的糖化现象还会向眼睛、大脑、神经、血管、血液及骨头等器官与组织侵袭，将人的健康搞得“千疮百孔”。请看下面的清单。

1. 眼睛异常。AGE 大量积蓄于眼中，可引起眼睛异常。轻者，感觉到眼睛疲劳、发干、视力模糊或下降；重者，其眼内的视网膜、角膜（俗称黑眼仁）等会因糖化而引发变性，于是白内障、视网膜病变等致盲性重疾会接踵而至，最终可致人失明。

2. 阿尔茨海默病（俗称“老年痴呆症”）。医学研究显示，阿尔茨海默病患者大脑中 AGE 的量是同龄健康人的 3 倍。另外，老鼠实验显示，向其大脑里添加 AGE，可对神经产生毒性作用。

3. 动脉硬化。AGE 在血管壁聚积，使管壁变得又厚又硬，迫使管腔狭窄，血流量随之减少，造成心肌与脑细胞等组织缺血。轻者出现心绞痛、头昏脑涨及失眠等症状，重者会有心肌梗死、脑梗死等致命、致残性疾患。

4. 骨头脆弱。骨骼的成分有 90% 是骨胶原蛋白质，如果 AGE 大量蓄积，会直接导致骨骼的密度、强度与骨生成降低，骨头就会变得疏松或脆弱，引起骨质疏松症，并容易发生骨折现象。

说到这里，您该明白：作为人类最好的朋友——糖，与氧一样，也同时扮演着“天使”与“杀手”的双重角色。

自我测试糖化程度

说了这么多糖化的危害，您一定很想知道自己是不是也中

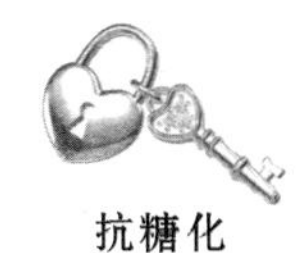

招了。医学专家们列出了10道问答题，您不妨据实回答，即可大致测试出自己平时摄入的糖分是否太多，进而做出判断。

(1)是否天天吃甜点或点心，从不落下？

(2)是否属于外食族，特别爱吃大碗盖浇饭？

(3)提包里、办公桌边及家里是否都备有零食？

(4)是否青睐冰激凌，冬季喜欢喝冰红茶、可乐等饮料？

(5)是否嗜好辛辣食物？

(6)对于米、面等食物，每餐是否都吃得很饱？

(7)是否很少吃蔬菜或豆制品？

(8)是否有晚上10点以后吃夜宵的习惯？

(9)吃饭的时候是否狼吞虎咽？

(10)是否基本不运动？

结果：根据回答“是”的条数来判断，回答“是”不到3条者属于正常，表明基本未被糖化，应继续坚持；回答“是”达4～6条者属于糖化初级阶段，提示应着手调整食谱与饮食习惯了；回答“是”在6条以上者，意味着糖化程度已达中度或以上了，需积极行动起来抗糖化，刻不容缓。

抗糖化的饮食要则

说糖化有害，并不是否定糖分本身。糖分是人类生存与活动所需能量的主要提供者，将其称为“天使”一点也不为过，故糖化反应与氧化反应一样贯穿于人的一生。但是，当糖化反应过度，产生过多AGE并积累下来，其就转化成了健康的“杀手”。换而言之，抗糖化不是一味地拒绝糖分，而是从调整膳食结构与饮食习惯着手，控制糖分摄入的总量，力求对糖分的摄取与利用趋于平衡，做到糖化适中，以保其“天使”的角色永不向“杀手”的角色转化。那么，又该如何达到此目标呢？

1. 选择低血糖生成指数食物配餐

科学家为了客观地衡量不同食物对人体血糖的影响力，引进了"血糖生成指数"指标。血糖生成指数是指含50克碳水化合物的食物与等量的葡萄糖和面包，在一定时间内，人体血糖应答水平的百分比值，即为该食物的血糖生成指数。按照这个指标，日常食物就分成了高血糖生成指数食物与低血糖生成指数食物两大类。

高血糖生成指数食物的特点是：这些食物在人体内的消化与吸收的速度都较快，可导致血糖浓度急速升高，容易使人体糖化过度。食物举例（食物名称后括号内标有其对应的血糖生成指数）如下。

(1)五谷类：速食米饭(128)、膨化米(123)、膨化小麦(105)、精面粉面包(100)、粟米片(84)、饼干(79)、甜玉米(78)、小米(71)、全麦包(69)、全麦饼干(67)、麦皮(61)、白饭(56)等。

(2)冰激凌类：雪糕(61)等。

(3)水果类：西瓜(72)、菠萝(66)、猕猴桃(64)、香蕉(60)、葡萄(52)等。

(4)糖类：葡萄糖(100)、蜜糖(73)、砂糖(65)等。

(5)根类蔬菜：焗薯(83)、薯蓉(73)、甘笋(72)等。

(6)饮品类：汽水(68)、橙汁(57)等。

(7)其他：薯片(54)等。

低血糖生成指数食物可使血糖缓慢但有规律地升高，糖分在体内的扩散是逐步的、渐进的。这样既可保证持续的能量供给，又不至于使人体过度糖化。食物举例（食物名称后括号内标有其对应的血糖生成指数)如下。

(1)五谷类:面食(47)、全麦维(42)、通心粉(41)、薏米(25)等。

(2)奶类:低脂奶(34)、鲜奶(27)、低脂乳酪(没加糖)(14)等。

(3)水果类:橙(43)、梨(36)、苹果(36)、桃(28)、柚子(25)、李子(24)等。

(4)糖类:果糖(23)等。

(5)豆类:青豆(48)、三角豆(33)、腰豆(27)、黄豆(18)等。

(6)饮品:苹果汁(41)等。

(7)其他:巧克力(49)、香蕉蛋糕(47)、花生(14)等。

配餐时,宜两类食物相互搭配。不要误以为低血糖生成指数食物越多越好,或者只吃几种低血糖生成指数食物,因为这样会导致食物单一化,营养失去平衡。故此,适当的高血糖生成指数食物也应摄入。对于健康人,理想食谱的血糖生成指数应保持在55～75。

2.调整食物的加工与摄入方法

研究显示,食物的血糖生成指数高低固然与种类相关,但加工方式、膳食组合及摄入方法等对其的影响力也是举足轻重的。如:粗制大米的血糖生成指数低于精白大米,青香蕉的血糖生成指数低于熟香蕉,蒸米饭的血糖生成指数低于稀烂米粥,冻豆腐的血糖生成指数低于鲜豆腐,新鲜食品的血糖生成指数低于罐头食品。另外,食物不易消化的成分越多,食物血糖生成指数就越低,如:全麦面包、全谷类的血糖生成指数要比白面包与精制谷物的血糖生成指数低;单独食用面条、稀饭时的血糖生成指数较高,而与蔬菜同吃时的血糖生成指数较低。故选择了低血糖生成指数食物只是第一步，还要适当加工与搭配。具体的技巧有以下这些方面。

(1)能生吃的蔬果尽量生吃(在保证食品安全和卫生的前提下)。

(2)搭配杂粮。

(3)粗加工食物，如糙米、标准面粉等。

(4)高、低血糖生成指数食物应混着吃，如猪肉炖粉条、沙拉加土豆(连皮煮)、烩菜配米饭、水果配饼干等。

(5)尽量少接触新潮的食品，如膨化米、膨化小麦等的血糖生成指数都在100以上。

(6)水果优于果汁。

(7)多咀嚼(每口饭咀嚼不少于30次)；多补充水分；酌情用食醋代替部分食盐调味。

(8)少吃或不吃含精制糖的食物，如面包、蛋糕等甜点，以及可乐、汽水等甜饮料；晚上10点以后不再吃夜宵。

(9)摄入或增补“抗糖化剂”，如铬、锌等元素。

(10)配合运动。饭后宜散步，使血液少在胃肠内集中，减慢消化、吸收的速度。待饭后一个小时后血糖达到高峰时，可加大运动强度，如快走、慢跑等，以消耗糖分，不使血糖持续升高。

反式脂肪

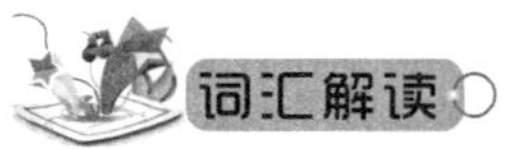

反式脂肪，又称反式脂肪酸或逆态脂肪酸。一听这名称，或许您就会觉得它不是什么好东西。实际上呢？它是一种不饱和脂肪酸，乃因其化学结构上有一个或多个“非共轭反式双键”而得名。

知道吗？当您啜着润滑如丝的奶茶，嚼着松脆耐嚼的饼干或者香酥可口的油饼，尽情地享受美味时，一只被称为“反式脂肪”的“狼”正暗度陈仓，神不知鬼不觉地逼近您。反式脂肪除了供给人体能量外，别无是处：既无营养价值，又难以被人体接受并代谢，且容易导致多种生理功能障碍，真的不是什么好东西。请看其“罪行录”。

1. 诱发心脏病、脑卒中（俗称“中风”）等心脑血管疾病。症结在于反式脂肪可升高“坏胆固醇”（低密度脂蛋白胆固醇）水平，降低“好胆固醇”（高密度脂蛋白胆固醇）水平，诱发动脉硬化。医学研究显示，当一个人每天的反式脂肪摄取量达到5克时，其心脏病的发病概率可增加25%。

2. 促使大脑早衰，导致记忆力衰退，增加阿尔茨海默病（俗称“老年痴呆症”）的发病风险。

3. 干扰胰岛素受体功能，降低胰岛素的敏感性，导致糖尿病的发生。

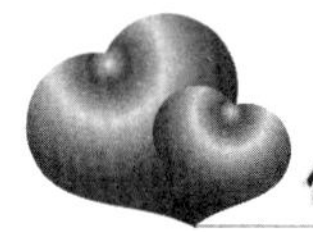

4.降低免疫力,使人容易罹患感冒、腹泻等感染性疾病。

5.使人发福,尤其是促进腰腹部肥胖,其催胖能力是正常不饱和脂肪酸的7倍之多。

6.妨碍人体对ω-3脂肪酸的利用,增加罹患哮喘和过敏症的风险。

7.削弱人体产生性激素所必需的酶系统活性,降低男性的精子密度,影响生育力。

8.降低人体用来抵抗癌症的酶系统活性,增加患癌风险。

9.干扰人体对必需脂肪酸的利用,引起中枢神经系统发育障碍,影响婴幼儿和青少年的发育与成长。

探秘反式脂肪的源头

反式脂肪从何而来?反式脂肪有两个源头:一是某些天然食物,如牛、羊等反刍动物的肉、奶和奶制品等,但含量甚微,没有什么危害,故可以放心食用;二是油脂加工和烹饪过程,包括“有意生产”与“无意生产”两种。

“有意生产”指的是在20世纪初,一位名叫威廉·诺曼的德国化学家发明的一种植物油加工新技术。该新技术的具体方法是给植物油中的双键提供氢原子,让不饱和脂肪酸变为饱和脂肪酸,称为“氢化加工技术”。利用这种技术所生产出来的油谓之“氢化油”。那么,问题也随之而来了,由于工艺上的某些原因,此项技术不能使全部双键都被饱和,致使剩下的双键两头的碳原子结构发生变化——氢原子由顺式变成了反式,反式脂肪这个“幽灵”就这样“应运而生”了。

您可能会问,这个德国人为何要将好好的植物油变成氢化油,从而生产出反式脂肪来呢?原来,人类食用的脂肪主要是黄

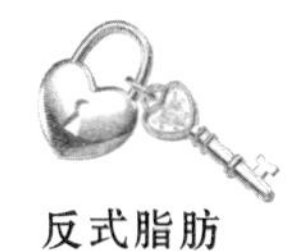

油、奶油、猪油等动物脂肪，来源比较稀缺，价格较为昂贵。植物油则较为便宜，但其形态为液体，很不稳定，容易发生变质，经过氢化加工后即可变成半固体，性质稳定，不容易发生变质。就说大豆油吧，氢化后变得与猪油或黄油一般硬，并能与其他配料调配，做成种种口感迷人的食品原料，如焙烤食品离不开的起酥油，各种冲调粉末产品中的奶精等。于是，饼干、速食面包变得松脆耐嚼（加入了起酥油），奶茶口感润滑如丝（加入了奶精），这些食物大受食客追捧。换而言之，氢化油当仁不让地成了动物脂肪的最佳代替品，专用于提升食品的风味和质感，且可反复使用、廉价、保质期长，因此，食品制造商便将氢化植物油大量用在食品加工上；加上当时人们已经认识到动物脂肪存在健康风险，误以为用氢化植物油取代动物脂肪会对健康更为有利，所以氢化植物油受到食品商与食客的一致青睐而风靡一时。直到20世纪80年代末，科学家们才发现并不是那么一回事儿，比起动物脂肪，氢化植物油中含有对健康危害更大的反式脂肪，人们的热情才逐渐被冷却下来。现在明白了吧，这种反式脂肪是研究人员为迎合食品制造商和食客而加工出来的，故称为“有意生产”。

还有一种生产出来的反式脂肪，是在烹饪食物的过程中形成的。由于液态的植物油都富含各种不饱和脂肪酸，只要用180℃以上的温度长时间加热植物油，如油炸、油煎等，植物油中就会或多或少地产生反式脂肪。植物油被加热的时间越长，产生的反式脂肪就越多。这种在高温加热过程中，由于光、热和催化剂作用使植物油中的脂肪异构化而形成的反式脂肪是烹饪的副产品，不是人们有意为之的，故这种生产方式被称为“无意生产”。

远离反式脂肪有招

反式脂肪的唯一用处是给人体提供能量，但其毫无营养价值，且可损害健康，所以要尽量减少反式脂肪的摄入。世界卫生组织建议，每人每天摄入的反式脂肪量不得超过食物总热量的1%，大致相当于1～2克。美国食品药品监督管理局规定，每份食品的反式脂肪含量不应超过0.5克。为此，建议人们从以下几点做起。

1.三餐食谱以天然食物为主。天然食物中的反式脂肪微乎其微，即使是牛肉、羊肉和奶制品等，它们的反式脂肪也只占脂肪含量的百分之零点几，达不到一天摄取2克以上的水平。因此，您最好在家亲自下厨，选用天然食物作为食材，这样就能有效地拒反式脂肪于体外。

2.远离加工食品。放眼周围，人类几乎被加工食品所包围，而加工食品恰是反式脂肪（特别是“有意生产”与“无意生产”的反式脂肪）的“富矿区”，以下3类加工食品中所含的反式脂肪尤其多，务必少吃些再少吃些。请看“黑名单”。

①油炸食品，包括方便面、薯片、薯条、油条及煎饼等。这些食品通常在220℃油温中煎炸，并且煎炸时间较长、煎炸油反复使用，故这些食品中所含的反式脂肪较多。如油炸薯片的反式脂肪含量高达0.8%～19.5%。

②含油脂特别是人造油脂的加工食品，包括冷冻食品（如汤圆等），烘焙食品（如饼干等），各种即冲型糊粉状食品（如粉状麦片、椰子粉及芝麻粉等），各种奶油糖、花生酱及巧克力酱等。有数字为证：每100克起酥面包、威化饼干、夹心饼干、巧克力糖果、牛角（羊角）包及蛋糕等中、反式脂肪的平均值分别为0.81克、

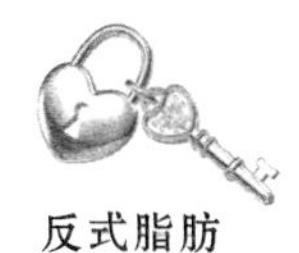

0.65克、0.89克、0.83克、0.71克和0.54克。其含量之高够令人触目惊心的吧。

③含有“美味配料”的食品。美味配料包括人造奶油、起酥油、人造黄油、奶酪、代可可脂、麦淇淋、氢化植物油、植脂末（奶精）等。这些配料中皆含有程度不等的反式脂肪，人造奶油含反式脂肪7.1%～31.9%，起酥油含10.3%～38.4%，奶酪含5.7%，人造黄油含4.1%。这些反式脂肪通过调配途径堂而皇之地进入了食品中，如曲奇、蛋挞、点心、面点、巧克力布丁、巧克力热饮、巧克力酱、花生酱、冰激凌、奶茶、巧克力糖及奶油糖果等。

3. 调整烹饪方式。如果说上述要点可用来对付“有意生产”的反式脂肪，如果要对付“无意生产”的反式脂肪，那么只有从改变烹饪方式着手了。具体措施如下。

①不用或尽量少用油炸、油煎等烹饪方式。如将油炸变为焗烤，不仅可获得相近的风味，而且可减少反式脂肪的摄入量。焗烤就是将食物调好味，用锡箔纸将食物包好，将包好的食物放入烤箱中烤熟。焗烤的食物不直接经火烤，只要不烤煳，就不用担心会存在致癌物。

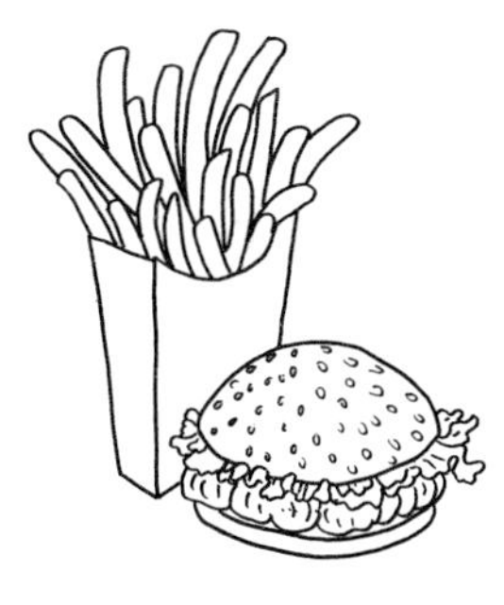

②对于必须煎炸的食物，不妨考虑用猪油、棕榈油等饱和度更高的油脂进行煎炸。另外，因为油脂反复加热会产生更多的反式脂肪，所以炸过的油不能重复使用，须被弃用。

③大豆油、红花油等富含不饱和脂肪酸的油类，适合用作凉拌、炖煮或者不冒油烟的快炒菜，不作煎炸用。炒菜时，油烧七

分热就好，不要等到油冒烟才加入食物。

④烹调用油的温度低、时间短，所产生的反式脂肪微乎其微，基本可以忽略不计。

⑤自己做酱料。沙拉酱、花生酱等酱料也是反式脂肪的“大户”，每100克中，反式脂肪含量达0.31～0.46克。若用酸奶代替沙拉酱制作果蔬沙拉，既能避免反式脂肪，还有利于补充人体所需的乳酸菌和钙质。也可自制油醋汁，即用一勺芝麻油或橄榄油搭配半勺醋（白醋、红醋均可），或者依口味适当地加些番茄沙司或柠檬汁调味。花生酱可用花生碎代替。

⑥将点心换成粗粮饼。反式脂肪在甜点中的问题是最泛滥的，市场上近九成的甜品中含有反式脂肪。可以通过自制麦饼来等粗粮饼代替酥皮点心。只要不添加植物奶油、人造黄油等配料，仅单纯地使用植物油，多放些牛奶，那么粗粮饼的味道就会变得更香浓。

⑦用炼乳代替咖啡伴侣。咖啡伴侣中因添加奶精，故含有反式脂肪。喝咖啡时，别加咖啡伴侣，可用牛奶或炼乳代替咖啡伴侣加入咖啡中（高脂血症患者可选用脱脂牛奶和淡炼乳）。值得提醒的是，市场上常见的“二合一”或“三合一”速溶咖啡，一般是咖啡和咖啡伴侣的结合，不少含反式脂肪，不推荐购买。

学会看食品标签

到超市或商场购买食品要养成仔细看标签的习惯。看标签要有一双慧眼，比如包装袋上标有“零反式脂肪酸”的食品，并不意味着不含反式脂肪。因为国内规定，食品中反式脂肪酸含量≤0.3%，含量即可标示为“0”。换而言之，此种食品只是每100克中的反式脂肪含量小于或者等于0.3克，并非反式脂肪含

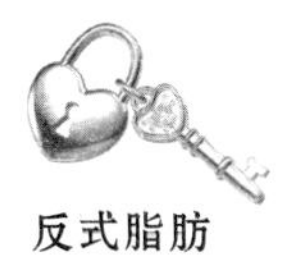

量为0。

再如，一些食品标签上没有标示反式脂肪，并不代表该食品中没有反式脂肪，而是其被隐藏在其他术语中，如氢化植物油、部分氢化植物油、氢化棕榈油、精炼棕榈油、精炼植物油、精炼食用植物油、代可可脂、食用氢化油、精炼菜籽油、氢化大豆油、植物起酥油、人造奶油、植脂末、人造黄油、起酥油、植物奶油、氢化菜油、固体菜油、酥油及人造酥油等。也就是说，如果您在食品配料表中发现了上述成分，即表示它们含有反式脂肪，那么别让其“蒙混过关”。

切忌经常与快餐、糕点、油炸食品或零食“打交道”，否则很容易使您的反式脂肪摄入量超标(反式脂肪的正常摄入量为每天2克以下)。据检测，吃一份炸薯条即可摄入5～6克反式脂肪，这不就远远超标了吗？所以，“管住嘴”是您远离反式脂肪的不二法则，特别值得白领一族警惕。

另外，也不要草木皆兵，认为所有有油的东西里都含有反式脂肪，如动物油以及未加热的植物油中就没有反式脂肪。

骨营养

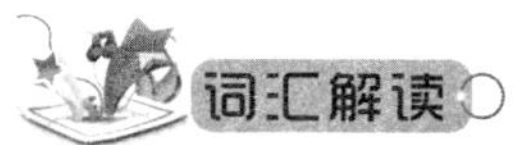

人体骨骼的生长与代谢离不开种种的营养素，这些营养素统称为骨营养。

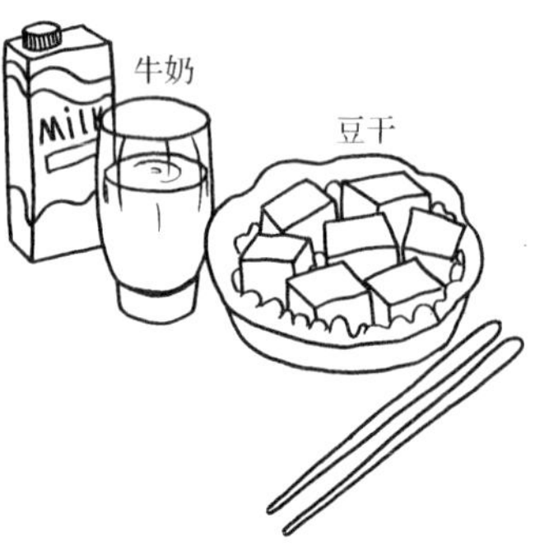

来自世界卫生组织的信息显示，一种被称为“骨质疏松症”的骨病患病率正在全球范围内呈上升趋势，在亚洲的情况尤为明显。由此导致的骨折发生率增加了2～3倍，有1/3女性和1/10男性在50岁以后可发生至少1次骨质疏松性骨折；约20%髋部骨折患者在骨折后1年内，死于各种并发症，50%的患者变成了残疾人。

骨质疏松症的病理特征是骨骼结构疏松，骨密度降低。其最常见的情况是髋部发生骨折。一旦髋部发生骨折，就会产生多种后遗症，包括慢性疼痛、残疾、生命质量下降，甚至早亡等。

面对如此严峻的形势，每一个渴求健康长寿的人都应拿起自我保健的“武器”，防患于未然。那么，又该如何防范呢？增加骨营养的供给当为首要之举。

钙元素——骨营养的头号养分

位列骨营养榜首的养分就是人们较为熟悉的钙元素。您知道吗？人的骨骼是“活”的。当钙元素摄入不足时，骨骼中的钙元素就会被释放到血液里以维持血钙浓度，导致骨骼的骨密度

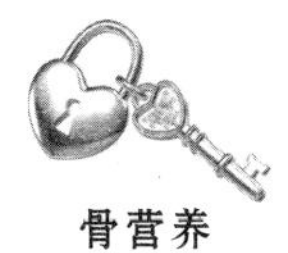

越来越低，骨质越来越疏松，进而引发骨折、骨质退行性增生或儿童佝偻病。因此，钙元素被誉为“骨骼的支撑者”。科学地摄取钙元素也就成了增加骨营养的关键环节。

那么，又该如何科学地摄入钙元素呢？首先是优选富含钙质的食物。这些食物如：①谷类中的燕麦：钙元素含量达精白大米的7.5倍，若与黑芝麻一起熬成美味的粥品，则补钙效果更佳；②豆类中的芸豆：每100克带皮芸豆的钙元素含量达349毫克，是黄豆的近2倍，用五香芸豆、话梅芸豆作为零食或开胃小菜，则不失为一种较好的补钙方法；③豆腐干：钙元素含量是水豆腐的7倍，用豆腐干替代肉炒菜，则钙元素含量还会大幅提高；④果蔬类的苋菜、小油菜：钙元素含量均超过同等量的牛奶，用沸水焯过再烹调，钙元素的吸收率会更好；⑤坚果类的榛仁：每100克炒榛子的钙元素含量高达815毫克，能够满足成年人一天的钙需求量；⑥鱼类中的泥鳅：钙元素含量为鲤鱼的近6倍、带鱼的10倍，与豆腐干搭配绝对是补钙佳肴；⑦饮品类的牛奶：喝250克牛奶，可获得近300毫克的钙，并且吸收效果好；⑧芝麻酱：25克芝麻酱中的钙元素含量达200毫克。在缺乏上述食物的季节，也可在医生指导下选择钙制剂，以钙元素含量高、钙源好、疗效确切和性价比高的补钙品牌为好。

遗憾的是，不少人在补钙方面存在一些盲目或错误行为如将骨头汤视为很好的补钙食物就是一例。事实上，骨头里面的钙元素不会轻易地“溶”出来。实验证明，在高压锅蒸煮2小时之后，骨髓里面的脂肪会纷纷浮出水面，而汤里面的钙元素仍是微乎其微的。喝这样的汤，不仅未能使人体补到多少的钙元素，反倒会摄入大量的脂肪，很容易导致高脂血症，给心脑血管健康埋下了隐患。再如，相信豆浆是高钙食品，用豆浆来代替牛奶补钙也

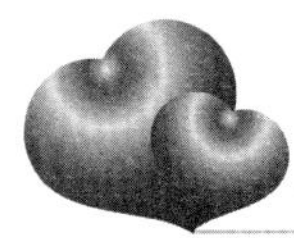

是一种错误的行为。豆浆是大豆加20倍水后研磨而成的，钙含量只有大豆的1/20。每100克大豆的钙元素含量为200毫克，经稀释20倍之后，则变成了每100克豆浆中含有的钙元素含量只相当于同等量牛奶的1/10，差异之大无异于天壤之别。此外，一些人以为喝饮料与补钙有关，如喝大量浓茶、咖啡及碳酸饮料等。其实，茶叶中的鞣酸、饮料中的磷酸都会妨碍钙元素的吸收，因此凡是需要补钙元素的人，都要严格控制饮料的饮用量。

钙元素的“同盟军”

钙元素是骨营养的头号养分，但绝非唯一的养分。在“壮骨大计”中，离不开众多“盟友”的支持与协同，因此在骨营养榜单上还有以下养分，您绝对疏忽不得。

1.镁元素。人体近70%的镁元素存在于骨骼中。在骨骼的生长发育中，镁元素起着间接调控的作用，如通过影响甲状旁腺激素的合成与分泌，对钙元素在骨骼内外的活动进行调节，影响骨组织的代谢等。常人每天摄入400毫克的镁元素即可。人体内镁元素缺乏的最常见表现为骨骼过早老化、骨质疏松及软组织钙化。因此，镁元素被誉为“骨骼卫士”。不少食物是镁元素很好的来源，如：谷类有荞麦面、小米、玉米及高粱面等；豆类有黄豆、黑豆、蚕豆、豌豆及豇豆等；蔬菜及水果有苋菜、芥菜、干蘑菇、冬菇、杨桃、柿子、香蕉及桂圆；坚果类有花生及核桃仁等；海产品有紫菜、海带等，可供选择。由于肾脏可以排出过量的镁元素，因此即使摄入过量的镁元素，也不会引发镁元素的蓄积性中毒，很安全。

2.铜元素。医学专家们观察到，动物在较长时间摄入铜元素含量极少的饲料后，常有骨骼发育异常的情况。其表现为骨皮质变薄、骨松质减少、骨骺增宽，导致广泛性骨质疏松，容易在外力作

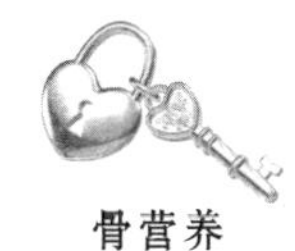

用下变形或折断；同时还可影响骨磷脂的合成，致使新骨生成受到抑制，造成骨折畸形。另外，铜元素缺乏会影响骨的新生，导致骨龄延迟，这也是造成身材矮小的一个原因。俄罗斯研究人员在对一组中学生比较研究后发现，血清铜离子含量正常者的平均身材比血清铜离子低下者的要高大。人体对铜元素的需求量与年龄有关，儿童每天对铜元素的需求量约为1毫克铜元素，青春期少年及成年人则每天在2毫克以上。坚果类、海产品、动物肝、小麦、干豆类、根茎蔬菜、鹅肉及牡蛎等铜元素含量颇丰，值得推荐。

3.锌元素。大量动物试验与临床观察证实，锌元素可以促进成骨细胞的增殖及增强其活性，并加速新骨细胞的钙化。儿童如果缺锌，那么不仅会使儿童的智能、心理发育受到影响，骨骼也会遭遇发育慢、成熟迟、骨密度低以致使儿童的坐、爬、站、走等动作技能的发育受到影响，同时又因儿童身材矮小，易遭受多种骨病的侵袭。科学家们已在缺锌的动物和人体中观察到了诸如骨细胞分裂慢、钙化异常、骨质疏松等病理改变，而一旦补足锌元素后，其骨骼的生长与代谢即逐渐恢复正常。其实，儿童对锌元素的需求量并不大，每天每千克体重0.3～0.6毫克即够，但不可缺。每克猪、牛、羊等畜肉中含锌元素为20～60微克；每克鱼与其他海产品肉中的锌元素的含量也都在15微克以上；在牛奶及乳制品中，锌元素含量则较少，每克中只有3～5微克锌元素。故以奶类为主食的婴幼儿，应注意添加锌元素含量较多的辅食，如各种肉食等。

4.锰元素。大多数人对锰元素较为陌生，锰元素是软骨生成中不可缺少的辅助因子。若锰元素缺乏，则可引起硫酸软骨素的合成障碍，从而妨碍软骨生长，造成软骨的结构和成分的改变，最终导致骨骼畸形，但这与缺钙造成的骨骼病变不尽相同。

锰元素缺乏也可通过影响骨钙调节而引起新骨钙化不足，导致骨质疏松。研究表明，婴儿、儿童、青春期少年与成年人每天所需的锰元素含量分别为 0.5～1.5 毫克、1.5～3.0 毫克和2.5～5.0 毫克。动物性食品中锰元素含量较少，但吸收率高；植物性食品中锰元素含量虽较多，但吸收率低。因此，只要不偏食、挑食，即可摄取足量的锰元素。

5. 钾元素。钾元素的主要生理使命是维持体液酸碱平衡，参与能量代谢和维持神经肌肉的正常功能，对于骨骼的生长和代谢也必不可少，可使骨骼更“硬朗”。因此，钾元素被誉为骨骼的“稳定剂”。成年人只要每天从食物中摄取 4700 毫克钾元素即可。香蕉、橙子、土豆、李子、葡萄干、番茄等为钾元素的“富矿”。

6. 维生素 D。维生素 D 的生理强项在于促进肠道对钙元素的吸收，减少肾脏对钙元素的排泄。维生素 D 就像加油站一样，源源不断地把钙元素补充到骨骼中去，被誉为骨骼“加油站”。人体中 90％的维元素 D 依靠阳光中的紫外线照射，通过自身皮肤合成；其余 10％通过食物摄取获得，比如蘑菇、海产品、动物肝脏和瘦肉等。

7. 维生素 K。荷兰医学专家发现，骨质疏松症患者的血液中维生素 K 的浓度要比正常人低 30％。另外，一项涉及 7 万余名老年妇女的调查研究也表明，与维生素 K 摄入量高的人相比，每天的维生素 K 摄入量低于 109 微克的人发生髋骨骨折的风险明显增加；而绝经妇女每天补充 1 毫克维生素 K，就能使骨钙素的浓度迅速增加，使骨骼损失减少 40％。这表明维生素 K 也具有“壮骨”的神奇功效，维生素 K 被誉为“壮骨英雄”。女性和男性每日应分别补充 90 微克和 120 微克的维生素 K。西兰花、菠菜、甘蓝及西芹等绿叶蔬菜的维生素 K 含量颇高。

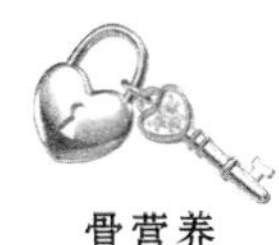

8.维生素 B_{12}。维生素 B_{12} 是唯一含有矿物质磷的维生素，对骨骼硬度的维持起着重要作用。它就像个“清道夫”一样，能清除血液中的高半胱氨酸，保护骨骼，防止因高半胱氨酸过多导致的骨质疏松。健康人只要每天摄入 2.4 微克维生素 B_{12} 即可。动物肝脏、贝类、瘦牛肉、全麦面包和低脂奶制品都是富含维生素 B_{12} 的食品。50 岁以上的人最好选择食物补充剂，因为维生素 B_{12} 不易被老年人吸收。

9.蛋白质。骨骼虽然看起来并不“活泼”，但其实它都非常“忙碌”，一直处在不断分解和合成的过程中。而骨骼合成所需要的一种关键营养素就是蛋白质。事实上，骨骼中 22%的成分是蛋白质，主要是胶原蛋白。有了足够的蛋白质，人的骨头才能像“混凝土”一样，硬而不脆，有韧性，经得起外力的冲击，故蛋白质被称为骨骼的“混凝土”。成年人每天每千克体重大约需要补充 1 克蛋白质。富含蛋白质的食物有牛奶、蛋类、核桃、鱼肉、无皮家禽肉、各种豆类及豆腐等。

配套措施要跟上

尽管已经说了这么多骨营养的事儿，但还不能画上句号，因为还缺乏必要的配套措施，光靠骨营养“挑大梁”，在预防骨质疏松症方面还是难以如愿的。配套措施主要有三个：一是运动，二是晒太阳，三是避开伤骨因素。

先说运动吧。医学研究显示，骨骼必须在负重状态下才能使骨组织有效地吸收钙质，故保持一定强度和频率的锻炼，增强骨骼承受负荷及肌肉牵张的能力，可有效提高补钙的壮骨效果。一项研究表明，相比于不打太极拳的人，常打太极拳的人发生跌倒的概率可降低 47%，髋部骨折率可降低 25%。此外，快走、跑步、爬楼梯、跳舞、打球、举重、游泳等都是较好的锻炼方式。可以说，任何一种运动都会动用肌肉，进而刺激骨骼积累更多的矿物质，使骨密度增加，骨骼变得更强壮。

再说晒太阳。阳光中的紫外线可使人体皮肤产生活性维生素 D，促进钙元素在肠道中的吸收。最好能边晒边运动，每天晒太阳 15～30 分钟，有利于身体对钙元素的吸收。

至于伤骨因素，除了刚才谈及的嗜饮浓茶、咖啡、碳酸饮料外，还有以下种种不良情况值得注意。

1. 嗜烟贪杯。酒精会伤害肝、脑、胃等部位，骨骼也难逃此劫。瘾君子的骨密度大幅下降就是一个最有说服力的例证。吸烟也是引起骨质疏松的危险因素之一。因此，为了骨健康，戒烟少酒十分重要。

2. 高盐饮食。三餐吃得太咸，可使骨质“大逃亡”。美国营养学家的试验结果显示，将摄入的盐量从 1.2 克提升到 4.8 克，受试者尿中的骨质分解含量比正常情况将增多 6%，证实多吃盐会加速骨质的损耗。这不难明白，减少盐的摄入量也有助于保护骨骼。

3. 啤酒肚。研究发现，腰腹部脂肪过多的绝经期前的女性，患骨质疏松症的风险将增高。症结在于腹部脂肪与大腿或臀部的脂肪不一样，它属于“坏脂肪”，能够制造各种激素，增加机体的炎症反应，而炎症反应的最终结果就是会加剧骨质溶解。这样看来，大腹便便的肥男胖女适当减肥也是大有必要的。

4. 盲目减肥。肥胖可伤害骨骼健康，但并不是说脂肪就不重要了，适当的脂肪能通过生化作用转化成雌激素，进而增加钙元素的吸收，促进骨的形成，从而防止骨质疏松症。因此，如果您走向了另一个盲目减肥的极端，那么在减去脂肪的同时也减掉了骨量，这便是一些年轻女性患上骨质疏松症的原因所在。因此，白领女性保持适当的体重是非常有必要的，不可盲目减肥瘦身。

食品添加剂

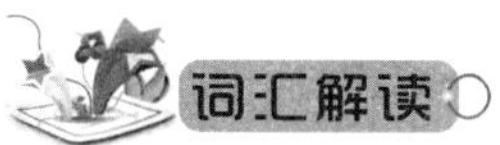

食品添加剂是指为改善食品的品质（色、香、味），以及因防腐与加工工艺的需要而加入的天然或化学合成物质。前者被称为天然食品添加剂，是以动植物或微生物的代谢产物为原料，经提取所获得的天然物质，安全度高，因其成本也高，故导致其在使用方面受到一定的限制；后者被称为化学类添加剂，是采用化学手段，使元素或化合物经过氧化、还原、缩合、聚合等合成反应而得到的物质，成本较低，应用广泛，安全性稍差。

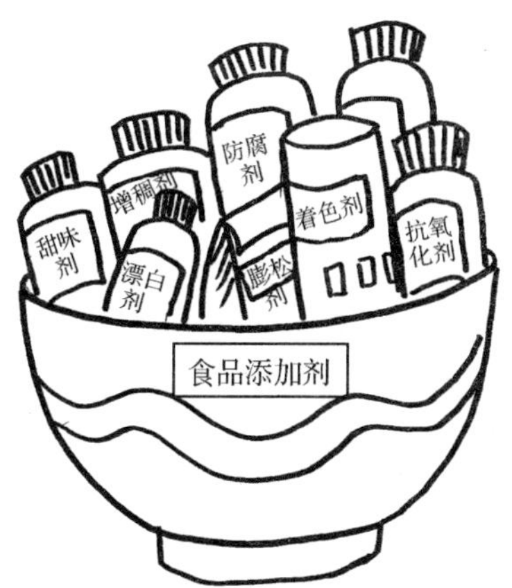

您对自己的厨艺之"差"一直百思不得其解吗？如：煮熟的肉食成了难看的褐色，而超市里的酱牛肉却是诱人的粉红色；炸好的鸡腿稍凉后，就变软渗油，而一些洋快餐店里的鸡腿却能长时间保持酥脆的口感；蒸熟的馒头被放置半天后就变硬发干，可

面包店里的面包放置几天后，依然松软如新……告诉您吧，这种差别的全部秘密就在于食品添加剂。

这样看来，搞清食品添加剂的真相，走出种种认识误区，对于“以食为天”的芸芸众生来说，乃是一件关乎健康大局的大事情。故此，在对待食品添加剂的问题上，您丝毫不能含糊。

食品添加剂的真面目

目前，国内批准使用的食品添加剂已有1900多种，其种类的数量低于美国（2500多种）而高于日本与欧洲（1100多种）。按食品添加剂的用途划分，其可被简单地分为以下几大类。

1. 为改善食品品质而加入的色素、香料、漂白剂、增味剂、甜味剂及疏松剂等。

2. 为防止食品腐败变质而加入的抗氧化剂和防腐剂。

3. 为便于加工而加入的稳定剂、乳化剂及消泡剂。

4. 为提升食品营养价值而加入的维生素、氨基酸及矿物质等营养强化剂。

不难看出，食品添加剂在丰富食物品种、确保食品安全方面不可或缺。如：防腐剂（以山梨酸钾为代表）能有效地抑制真菌、酵母菌和需氧菌的活性，并可防止肉毒杆菌、葡萄球菌、沙门氏菌等的生长与繁殖，从而保障冷藏肉品的安全；抗氧化剂（以异山梨酸钠、维多酚等为代表）可确保植物油、油炸食品以及饼干不被空气中的氧气所氧化，供人们长时间储存享用；着色剂（如色素）与香料则可满足您随时享受到各种口味的巧克力，以及琳琅满目的糕点的口欲与眼福；营养强化剂（如维生素、氨基酸及微量元素等）就更不用说了，可使普通食品的养分种类与含量得到一定程度的提升与扩充，各种婴幼儿配方奶粉就是典型例子。

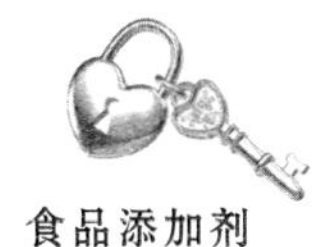

您不妨设想，一旦食品添加剂退出食品市场，我们的餐桌将变得何等单调甚至“荒芜”，孩子的营养与健康将遭受多么大的损失。

其实，我们这个民族早已与食品添加剂结下了“不解之缘”。早在汉代出现的豆腐就是由卤水点出来的，卤水就是一种食品添加剂。拥有上千年历史的红酒，也是借助了红曲色素之功而大放光彩的，这也是祖先为人类做出的贡献之一，其价值不比火药等四大发明差多少。因此，应公正地看待食品添加剂的“功”与“过”，消除种种误解与偏见。

至于近年来频频亮出的“食品安全红灯”，罪不在食品添加剂本身，而是不法商人违规使用所致。就说“苏丹红”吧，本是一种工业染料，并非食用色素，将工业染料用作食用色素当然要出事。“吊白块”与“瘦肉精”等事件也都是“鱼目混珠”惹的祸。总之，只要在品种与数量上严格按照国家标准使用，食品添加剂的安全性是不容置疑的。

算算您吃了多少食品添加剂

食品添加剂广泛地存在于加工食品中，除了少量天然野生食物外，我们日常所吃的 90％以上食品含有食品添加剂。食品当中的食品添加剂究竟有多少呢？您不妨算一算。

以面包为例，从最初的面粉到最后烤制成功的成品，每个环节都离不开食品添加剂。如：第一个环节是制作面包粉，需要加用面粉增白剂、强筋剂或面包改良剂。从表面上来看，只有 3 种食品添加剂，但其中的面包改良剂一种就可细化出 20 多种食品添加剂，包括复合酶制剂、复合乳化剂与天然植物胶等。第二个环节是为面包“美容”，以提升卖相。首先，要加入色素，使其呈现出诱人的金黄色或褐色；其次，加入乳化剂与膨松剂，令面包

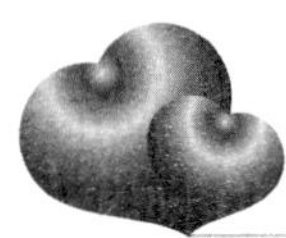

松软可口；同时，为提高顾客的购买欲，则要加入香精；若为奶油面包，还得使用抗氧化剂。待一系列添加剂都各自到位后，令人垂涎欲滴的面包才大功告成。您瞧，一块面包的生产流程简直就成了40多种食品添加剂的"上岗"过程，可谓眼花缭乱吧。其他食物中的食品添加剂又如何呢？请看如下清单。

1. 火腿三明治（由面包、鸡蛋、火腿、蛋黄酱、生菜组成）：含乳化剂、酵母粉、抗氧化剂、调味料、酸碱调整剂、甘氨酸、磷酸盐、酪蛋白酸钠、增稠剂、发色剂（亚硝酸钠）、着色剂（类胡萝卜素、胭脂红）及香料等食品添加剂，种类不少于50种。

2. 猪肉咸菜便当：含调味料、酸碱调整剂、甘氨酸、增稠剂、焦糖色素、甘油脂肪酸酯、酸味剂、山梨糖醇、壳聚糖、抗氧化剂、香料等食品添加剂，种类不少于20种。

3. 速溶咖啡（由咖啡粉末、奶精、砂糖组成）：含乳化剂、增稠剂、酸碱调整剂、焦糖色素及香料等食品添加剂，种类将近10种。

4. 桶装面：含调味料、磷酸盐、蛋白水解物、增稠剂、乳化剂、红曲色素、栀子色素、抗氧化剂、碱水及酸碱调整剂等食品添加剂，种类在10种以上。

5. 海带饭团：含调味料、甘氨酸、焦糖色素、增稠剂、山梨糖醇、甘草、甜菊糖及多聚赖氨酸等食品添加剂，品种数量不逊于桶装面。

6. 速冻面点食品（汤圆等）：含糖精钠、甜蜜素、山梨酸及苯甲酸等食品添加剂。

7. 袋装沙拉（由生菜、胡萝卜、洋葱、金枪鱼、玉米等组成）：含乳化剂、增稠剂、类胡萝卜素、酸碱调整剂、调味料及抗氧化剂

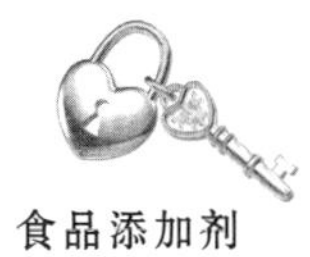

等食品添加剂。

8. 奶粉:含抗氧化剂、氢氧化钾、枸橼酸(俗称“柠檬酸”)、碳酸氢钠、磷脂及维生素C(俗称“抗坏血酸”)、棕榈酸酯等食品添加剂,种类在6种以上。

9. 低盐咸菜:含酒精、调味料、酸碱调整剂、甜菊糖、糖精、抗氧化剂、山梨酸钾、着色剂、酸味剂、磷酸盐及增稠剂等食品添加剂,其所含的食品添加剂种类与猪肉咸菜便当差不了多少。

10. 酱油:包括酿造酱油、配制酱油、酸水解植物蛋白调味料3种,后两种所含的添加剂较多。配制酱油所用的食品添加剂有酒精、氨基酸及焦糖色素;酸水解植物蛋白调味料中所用的食品添加剂有焦糖色素、增味剂、乳酸、香味剂及防腐剂。

11. 食醋:所含的食品添加剂主要是防腐剂。

12. 鸡精、味精:所含的食品添加剂主要是谷氨酸钠、香精、呈味核苷酸二钠。

13. 运动饮料:所含的食品添加剂主要是酸味剂。

14. 豆奶:所含的食品添加剂主要是增稠剂。

15. 蛋黄派:所含的食品添加剂主要是乳化剂。

16. 方便面:所含的食品添加剂主要是着色剂、抗氧化剂及增稠剂。

假如您用1份火腿三明治加1杯牛奶(奶粉)做早餐,午餐来1份猪肉咸菜便当与1杯速溶咖啡,晚餐来1份海带饭团,宵夜来1份袋装沙拉,另外喝点运动饮料,吃点蛋黄派等。这些全部都加起来会令您大吃一惊的:一天摄入的所有食品添加剂种类数量竟有百种之多。

趋利避害6个细节

不容讳言，食品添加剂毕竟不是食物的天然成分，而是正宗的化学物质，长期少量摄入也可能有潜在危害，过量摄取则危害更大。如：长期摄入过量的防腐剂，轻者会出现流涎、腹泻、肚痛、心跳加快等症状，而重者的胃、肝、肾等器官会受损；被广泛用于饮料、果酱、果冻、蜜饯、奶茶、葡萄酒中的甜蜜素、柠檬黄、胭脂红等属于偶氮化合物，具有一定的致癌性；膨松剂含铝元素，长期慢性积累铝元素可降低人体免疫力，伤害神经而诱发阿尔茨海默病（俗称"老年痴呆症"），甚至致癌；木糖醇对胃肠有一定的刺激，易在肠壁积累而诱发腹泻；过量食入护色剂（如亚硝酸钠），可麻痹血管与呼吸系统，并有可疑致癌性；过量摄入抗氧化剂[（如D-异维生素C钠）]，可导致一系列肠道反应与皮肤病；增味剂（谷氨酸钠）对人体神经功能有抑制作用，多食增味剂可使人体出现眩晕、头痛、嗜睡及肌肉痉挛等症状；摄入太多酸味剂[如枸橼酸（俗称"柠檬酸"）]可导致钙元素的流失，不利于儿童的骨骼与神经发育；增白剂（过氧化苯甲酰）可造成苯的积累中毒，从而引发肝病甚至癌变。

那么，有没有办法趋利避害呢？专家的回答是肯定的，并建议抓住以下6个细节。

1. 多吃天然食物，如新鲜蔬菜、水果以及肉类、粮食等，少吃加工食品。孩子尤应坚守这一原则。多在家中进食，减少在饭店用餐的次数。烹调时，尽量保持食物的原汁原味，不要加入太多味精、鸡精等调味料。

2. 优选加工食品。如：到大超市选购正规厂家的大品牌产品；购买时，要细看标签，以添加剂含量少、加工程度低、保质期

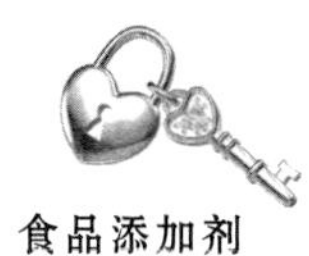

短、最接近天然状态的品种为优；尽量避开过分鲜艳(色素多)、香味太浓以及小作坊生产(可能违规增加添加剂的品种与数量)的产品。

3.对加工食品进行改造。如酸菜、酱菜、泡菜(含二氧化硫、己二烯酸、抗氧化剂)及冷藏肉品(含亚硝酸盐)等，可用清水冲洗5分钟，以减少盐分及添加剂的含量；再蒸煮5～10分钟，可将加工食品中的添加剂含量降至最低水平。

4.经常调整食品种类。切忌长时间吃某一种加工食品，防止某些添加物质在体内累积。同时多吃菠菜、青椒等富含维生素的蔬菜，以及木耳、香菇、胡萝卜、海带、绿豆等有排毒功效的食物。前者可淡化各种添加剂对人体的危害；后者有利于人体将添加剂及时排出体外。

5.不要受“纯天然”忽悠。食品添加剂的应用是现代食品工业所必需的，不存在纯天然加工食品。标注“不含任何添加剂”是一种不正当的竞争手段，目的是误导消费者来购买他们的产品。

6.严格控制孕妇、儿童的食用量。孕妇过多食用添加剂可影响胎儿，有导致胎儿畸形的危险。因为婴幼儿器官发育尚不成熟，肝脏的解毒功能弱，故对食品添加剂的代谢能力差。如合成色素，在许多果味水、果味粉、果子露、汽水、红绿丝、罐头等食品中被大量应用，可诱发或加剧儿童的多动症状，此类食品与饮料应尽量少给或不给孩子食用。

抗癌食谱

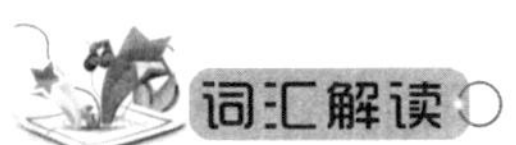

日常食物中有不少品种具有一定的防癌、抗癌作用，将这些食物有序地纳入三餐食谱中，可以降低人体罹患癌症的概率，或帮助癌症患者减轻病痛，这样的三餐食谱被称为抗癌食谱。

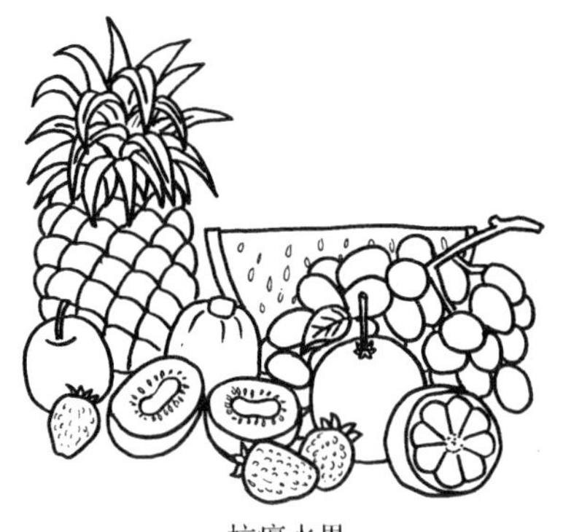

抗癌水果

虽然“抗癌食物”“抗癌食谱”“数字化抗癌饮食”等抗癌餐不断地被媒体报道，可癌症患者却越来越多。据世界卫生组织的专家预测，到2020年，全世界每年新发癌症病例将达到1500万例，癌症增长率在发展中国家将达到73%，在发达国家将达到29%。并且他们声称“癌症爆炸”的时代即将到来。

既然有这么多的抗癌食物，而且人们也在天天与之“零距离接触”，可为什么癌症不见减少，反而越来越多呢？是因为食物抗癌只是一种传说，或者说它只是人们的良好愿望，还是说未能弄清食物与癌症的真正关系而盲目跟风所致呢？看来，对于形

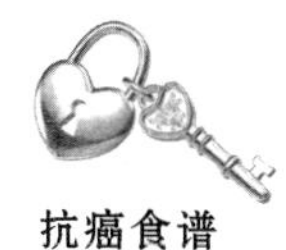

形形色色的抗癌餐，还真是"想说爱您不容易"啊！

删除餐桌上的"致癌疑犯"

说起防癌，人们首先将目光锁定在了种种抗癌食物上，诸如红薯、番茄、花椰菜及柑橘等，这其实是犯了本末倒置的错误。科学家的最新建议是，首先应该弄清楚不吃什么，而不是要吃什么。原因在于癌症是一个细胞不断增殖和凋亡的过程，不良的饮食在其中扮演了诱因或催化剂的角色。多年来的科学研究显示，大约 1/3 的癌症与饮食有关，因此主动控制摄食成分并改变不良饮食习惯，剔除食谱中的"致癌疑犯"，将在抗癌中起着至关重要的作用。请看"疑犯"黑名单。

1.高脂肪与高热量饮食与乳腺癌、子宫内膜癌、卵巢癌、前列腺癌和胆囊癌的发生与发展有关联。

2.辛辣、高盐饮食容易损伤胃黏膜，促使胃壁细胞萎缩，进而诱发胃癌。

3.维生素 A 和硒元素长时间摄入不足，容易使人患上肺癌。

4.煎炸方式尤其是煎炸致焦后（如油煎饼、臭豆腐、油条等），会产生多环芳烃、苯并芘等致癌物质（如咖啡烧焦后，苯并芘增加 20 倍）。

5.米、麦、豆、玉米及花生等食物发生霉变后，可产生黄曲霉毒素等强致癌物，可诱发肝癌、胃癌、肾癌、直肠癌、乳腺癌及卵巢癌。

6.腌鱼、虾酱、咸蛋、酸菜、腊肠、火腿及熏猪肉等加工食品含有亚硝酸盐，后者可在体内转化为致癌性很强的亚硝胺，诱发胃癌、食管癌、肝癌、结直肠癌及膀胱癌等。咸菜、咸肉及咸鱼等则有诱发鼻咽癌的"嫌隙"。

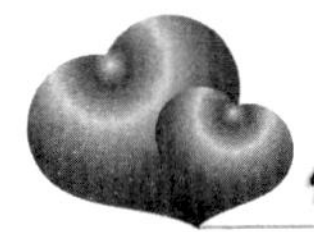

7.烤牛肉、烤鸭、烤羊肉、烤鹅及烤乳猪等烧烤食物含有强致癌物杂环胺类化合物，与肝癌、结肠癌和血管内皮肉瘤等癌症密切相关。

8.熏肉、熏肝、熏鱼、熏蛋及熏豆腐干等熏制食品含苯并芘致癌物，经常摄入这些食物易患食管癌和胃癌。

9.喉癌、口腔癌与吸烟、酗酒有关联。

10.甲状腺癌与饮食中缺碘有关联。

11.长时间吃过硬、刺激性强以及过烫的食物，易患食管癌。

12.摄入过多糖精可能诱发膀胱癌。

13.不洁饮用水可诱发胃癌、食管癌与肝癌，经常喝未烧开自来水的人患膀胱癌和直肠癌的可能性分别增加21%与38%。

现在明白了吧，弄清了上述不宜吃或尽量少吃的食物，并从您的三餐食谱中将其剔除，才是抗癌餐的第一要旨。

为自己开“小灶”

解决了不吃什么的问题，就该轮到解决要吃什么的问题了。不容否认，不少日常食物的确含有某些能阻止癌细胞生长、繁殖的特殊成分。就先说蔬菜吧，除了人们熟知的维生素与矿物质等抗癌成分外，还有司巴丁（鹰爪豆碱）、萝卜硫素、苯乙基-异硫氢酸盐、吲哚、萜烯、植物化学钾等“秘密武器”，这些成分统称为植物化学物质。这些物质可在人体内筑起三道“马其诺防线”，抵御癌症的侵袭。

第一道防线是：植物化学物质能阻止人体内致癌物质的形成，消除癌症发生的内在基础。如：番茄、草莓及菠菜中的酸类，可阻止致癌物亚硝胺的产生；圆白菜与绿菜花中的吲哚，可改变体内雌激素分解为某些致癌物的代谢过程；葱蒜类含有的有机

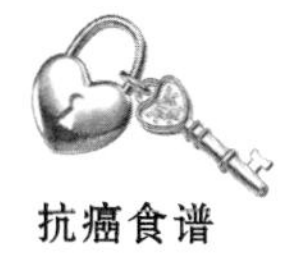

硫化合物，可中和掉人体内的潜在致癌物。

第二道防线是：如果仍有部分致癌物侵入人体细胞，那么植物化学物质即可激发细胞中的蛋白质分子，将“入侵者”包围起来，同时细胞膜会自动打开一个缺口，将这些有害物“驱除出境”。如绿菜花中的萝卜硫素、菜果中的鞣花酸及橘类水果中的萜烯等成分即有此作用。

第三道防线是：如果已经形成了癌病灶，只要癌病灶较小（直径在1～2毫米），那么植物化学类物质可直接将其消灭掉。如大豆中的司巴丁（鹰爪豆碱），即可将1～2毫米的小癌灶“吃”掉。

不过，人体内环境是一个复杂的机体，特定食物在人体消化后会被吸收，其成分必然也会发生变化，而且许多食物中的成分正是在被人体吸收分解后才被激活而拥有抗癌活性的，但至今还没有一种试验能证明食物中的抗癌成分能发挥多少功效，更无法确定其在某个特定人身上能发挥出多大作用。所以，科学家目前只能科普一些食物预防癌症的相关知识。对于这些知识，不能千篇一律地固守。一旦发现生活中存在致癌风险，就必须及时到医院检查确诊，并在医生的建议下，因地、因时、因人地调节饮食，不可自作主张。因为一些特定食疗方法对某些人有效，但针对另外的人群或许效果就会大打折扣，甚至适得其反。例如蛋白粉、雪蛤、胎盘粉等雌激素替代品可抗衰老，却有诱发乳腺癌之虞，故存在乳腺癌高发因素的女性则应少摄入此类食品；再如豆类对肠道有好处，却可加重肾脏负担，故肾癌患者不要摄入过多的豆类食物。可见，要想打胜防癌之战，那么抗癌餐的又一个要旨则是食谱最好个体化。尽量为自己开“小灶”，盲目跟风或吃“大锅饭”都难以如愿。

“绝对量化”不可取

一些人苦于不好掌握抗癌食物的进食量，希望有一个具体的量化表，而“数字化抗癌食谱”则顺应了人们的需求，因而它一问世就迅速流行开来。最令人趋之若鹜的一份食谱是这样规定的：成年人一天的进餐量为谷类600克、蔬菜500克、水果5种、红肉（包括猪、牛、羊肉）90克、食盐6克。据说只要坚守这份食谱，就可大大降低与癌症结缘的风险。

它真有如此神奇的功效吗？如果天天这样安排，从不越雷池一步，迎来的很可能是初衷之外的结果。因为防癌涉及遗传、饮食、起居、心情及运动等方方面面，饮食调理仅是其中之一，如果又被冷冰冰的数字框死，不结合个人的生活方式、身高、体重、年龄、性别、日常消耗及个人体质等进行调整，很可能落个“作茧自缚”的结局。其实，科学家给出这几个数字，目的是为了便于记忆和操作，确保每餐的进食量能够达到一定的强度，以收到良好的效果。比较起来，健康的观念比数字更为重要。以蔬菜为例，每天500克的数字是在强化“多吃蔬菜有益健康”的观念，正常人可根据环境和自身情况做适当“微调”，600克不算多，400克也不算少。同样道理，“水果5种”之说也是基于强调水果品种多样化的妙处，而不是说每天非要吃这么多种，一种也不能少，而应根据您的胃肠容量来决定，总不能为达标而去冒“胃扩张”之险吧。白领族每天能坚持吃两三种也未尝不可。再说每天600克谷类，也只是一个相对模糊的界限。若人较为肥胖或患了糖尿病，则应酌情下调谷类的摄入量。至于每天6克的摄盐量，乃是上限，高血压、糖尿病以及浮肿患者都要大幅削减盐

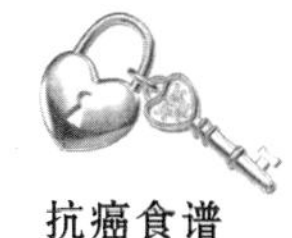

的摄入量，以每天 3 克或 2 克的摄盐量甚至更低为宜。

总之，别将防癌等同于简单的一串数字，再好的食物也不能长期“绝对量化”地食用。根据自身的体质、性别及年龄等因素，适时调整，便成为抗癌餐的第三个要旨。“人云亦云”地刻意追求这几个数字，只会舍本逐末而弄巧成拙。

食物花样常翻新

过分拘泥于数字化食谱的又一大弊端是导致每天的食物品种单一，时间一长很可能防癌不成反致癌。比如长期以玉米、山芋及豆类等富含粗纤维的食物为主食，则食管、胃等上消化道细胞易被食物磨损，需要相当数量的蛋白质进行修复，而上述食物缺少的也正是蛋白质，于是导致上消化道上皮细胞分化异常、细胞严重缺损，进而诱发细胞癌变，使人不知不觉地“跨入”了消化道癌症患者的行列中。

也许您会说那就多吃肉食吧，因为肉食不就是蛋白质的“富矿”吗？这样的想法也不妙。若长期将肉类作为餐桌上的“主角”，而肉食富含的脂肪特多，可使大量脂肪在下消化道，即大肠、胰腺等器官周围聚集，形成厚厚的脂肪膜，影响细胞正常代谢，导致上皮细胞增生，诱发癌变。

医学研究发现，癌变是一个长期的可逆性过程。在这个过程中，只要有一段时间中断，整个癌变过程就会被打乱，不得不重新开始，人体就赢得了控制癌变的机会。因此，抗癌餐的第四个要旨是经常变换食谱，改变膳食习惯，不断翻新饮食花样，来达到阻断癌变过程的目的。

那么，又该如何翻新呢？以蔬菜为例，首先要广泛摄取不同的品种，一天最好吃 5 种以上蔬菜（越是平时不常吃的蔬菜，越要记着偶尔吃一次），至少有1种蔬菜富含维生素A、1种蔬菜富含维生素C及1种蔬菜富含膳食纤维。然后每周多吃几次叶部或根部蔬菜。尤其要注重摄入那些颜色浓重的品种，因为它们才是含保健成分和营养成分最多的佼佼者。如大红色的蔬菜含有茄红素，紫红色和紫黑色的蔬菜含有花青素，橙色或黄色的蔬菜含有胡萝卜素，绿色的蔬菜富含胡萝卜素和类黄酮，各有好处。其次，就一种蔬菜而言，尽量吃完整的蔬菜，而不是囿于从蔬菜中提取的某种成分。再者，蔬菜的摄入数量也很重要。美国生化学家艾姆斯强调，一个人在一天中的蔬菜总摄入量不应低于食物总摄入量的50%，否则蔬菜对人体的保护作用将难以实现。另外，蔬菜烹饪要低盐、低油，力求清淡，那种油脂浸透、炒煳烤焦的蔬菜是没有防癌效果的。举例：清晨吃蔬菜叶，午餐喝菜汤，晚餐选择薯类或其他蔬菜，烹调面食或肉食时加入蔬菜（如花菜、胡萝卜等）。

再说水果，堪称又一支重要的"防癌方面军"，与蔬菜有协同的功效。有十几种水果"榜上有名"，榜首为草莓，其次有柑橘类（包括橙子、橘子、柠檬、柚）、苹果、西瓜、奇异果、葡萄、菠萝及猕猴桃等。这些水果所蕴藏的一些特殊成分在预防结肠癌、乳腺癌、前列腺癌及胃癌等方面具有其他食品难以替代的作用。应每天保持进食2～3种水果，并不断更换种类。

多摄取ω-3脂肪酸

刚才提及，高脂肪与多种癌症的发生与发展有牵连，但其中的ω-3脂肪酸却是例外，它在人体内的代谢产物可将癌细胞扼杀在萌芽状态，从而发挥抗癌作用。此种不饱和脂肪酸分布于鱼类及核桃、杏仁等部分坚果中。

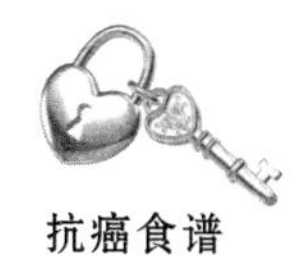

换言之，抗癌餐的第五个要旨便是：适度提高鱼类、坚果等富含 ω-3 脂肪酸的食物在三餐中的比重。美国心脏病学会推荐，健康成年人每周至少吃两餐鱼，若能吃上 4 餐则更好。那么食用何种鱼为佳呢？研究人员测试了 30 种鱼，发现 ω-3 脂肪酸含量比较均衡的鱼多产自寒带的深海。这些鱼包括三文鱼、沙丁鱼、金枪鱼及秋刀鱼等。而在罗非鱼、鲶鱼及鲽鱼等淡水鱼中，不利于防癌的 ω-6 脂肪酸含量太高(其可高出 ω-3 脂肪酸 10 倍之多)。因此，从防癌角度来看，三文鱼等产自寒带的深海鱼才是最佳选择。同时要合理烹调，以清蒸或清炖较好，这样既不会过多地破坏 ω-3 脂肪酸，又能杀死寄生虫和病菌，可谓趋利避害的最佳烹饪方式。

益生菌

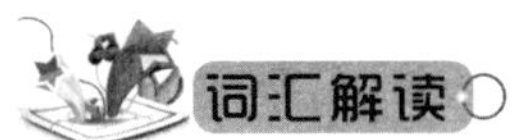

何谓益生菌？联合国粮食与农业组织和世界卫生组织共同下的定义是："以适当剂量服用时对宿主(人或动物)的健康有益的活体微生物制剂。"这个定义包含了两层意思：一是这类细菌对人体健康有好处；二是它是活菌。

常见益生菌有以下几类。

1. 乳杆菌类，如嗜酸乳杆菌、干酪乳杆菌、詹氏乳杆菌及拉曼乳杆菌。

2. 双歧杆菌类，如长型双歧杆菌、短型双歧杆菌、婴儿双歧杆菌、卵形双歧杆菌及嗜热双歧杆菌。

3. 革兰氏阳性球菌，如粪链球菌、乳球菌及中介链球菌。

4. 其他，如蜡样芽孢杆菌、酵母菌。

人体内的益生菌以乳杆菌类与双歧杆菌类两类为最多，这两类占了肠内益生菌总数的 95%以上。乳杆菌类与双歧杆菌类在肠道的作用大体相似，仅是驻防部位不同：乳杆菌在肠道上半部"扎寨"，双歧杆菌则在肠道下半部"安营"。两类有益菌相辅相成，共同维护肠道健康，堪称"好哥俩"，也是最为人们所熟知和可长期安全食用的益生菌。

另外，在人不同的年龄段中，益生菌的数量也不一样。在婴幼儿期，双歧杆菌比例最高，占到了 99%，而这一个阶段也恰是肠内环境最干净、生命活力最强盛的时期。庞大的菌群之间相互依存、相互制约，处于相对平衡的状态，组成了体内最大的微生态环境，成为维护人体健康的天然防线。以后，随着年龄的增长，肠内细菌比例发生了变化，特别是双歧杆菌的势力变得越来越弱。到了60岁以后，双歧杆菌差不多仅剩下1%；而“坏细菌”（如威尔斯菌、梭状芽孢杆菌、葡萄球菌及绿脓杆菌等）则趁势急速膨胀，导致肠内环境恶化，使机体的健康质量下降，这意味着人们最不愿意看到的“衰老”已降临到自己身上。

益生菌对健康的贡献

益生菌对人体健康的贡献有很多，大致可将其归纳为以下几条。

1. 在肠道黏膜表面形成天然屏障，扮演“健康警察”的角色，抵御致病菌的侵袭，防止肠道炎症。

2. 分解膳食纤维，制造乳酸、乙酸等有机酸，促进肠道蠕动，防止便秘。

3. 参与制造B族维生素、维生素K及蛋白质等营养成分及一些酶，为人体提供营养素。

4. 改善人体的消化吸收功能，维持肠道酸性状态，促进人体对维生素D以及钙、磷、铁等矿物质的吸收。

5. 预防乳糖不耐症，缓解腹胀、腹泻等不适症状。

6. 阻止致癌物亚硝胺的生成，降低大肠癌等消化道癌症的发病风险。

7. 延缓衰老。科学家对日本长寿之乡松原地区的长寿老年人进行多年调查发现，百岁老年人在生活习惯、劳动强度以及文化程度等方面与普通老年人无太大差异，但长寿老年人肠道中的双歧杆菌数量却是普通老年人的100倍，而普通健康老年人肠道中的双歧杆菌数量又是患病老年人的50倍。在我国长寿之乡——新疆阿克苏、广西巴马及西藏，那里的百岁老年人也有类似特点：体内益生菌数量占总细菌数量的比例平均达到38%以上，相当于青少年体内的水平。这说明益生菌可延缓人体的衰老，有一定的延年益寿之功效。

提醒读者：时下一些商家宣传的益生菌排毒、抗癌、降胆固醇、抗过敏及提高免疫力等作用，仅有“可能性”，尚有待研究证实。目前确认的益生菌保健功能只限于调理肠道功能方面，比较适合以下几种情况，切忌迷信而滥用益生菌。

1.使用抗菌药物者。抗菌药物（尤其是广谱抗生素）没有识别“好坏细菌”的能力，在杀死有害菌的同时也杀死有益菌，导致人的胃口不好，排便不正常，精神不振。因此，在抗菌药物疗程结束后，补点益生菌，将有利于肠道尽快恢复健康。

2.接受过放疗、化疗者。

3.体弱者。补充益生菌有助于防止病菌乘虚而入，降低消化道感染的概率。

4.经常腹泻者。经常腹泻意味着肠内菌群失衡，致病菌占了优势，需要补充益生菌，重新恢复微生态平衡。

5.便秘者。

6.缺乏运动者。

7.压力大、睡眠不足者。

8.挑食、偏食及不爱吃蔬菜者。

9.在出行或旅游时，如果肠胃不舒服，那么服用点益生菌可缓解不适症状。

10.乳糖不耐受者。

食补最佳

食补是最方便、天然且健康的补充益生菌的方式，以发酵食品为优，如酸奶、干酪、发酵豆乳、泡菜、食醋及发酵蔬果汁等。

1. 酸奶：每毫升酸奶中的活乳酸菌可达1亿个以上，是发酵食品中的佼佼者。但市场上的酸奶品牌形形色色，不少人难辨良莠，甚至会产生一些误解。比如何谓好酸奶？有人青睐菌种杂、数量多、口味酸的品牌。其实不然，因为发酵酸奶的不同菌种均属微生物范畴，各有自身的生存环境与方式。在同一环境中，微生物种类多了，很有可能出现相互“打架”、相互抑制的情况。就目前而言，让多种微生物在同一环境中“和平共处”并非易事。从技术上看也有难度，故那种含有五六种菌种的酸奶未必就是好酸奶。至于益生菌数量，不能单看其总数量，主要看活菌有多少。虽说酸奶在刚生产出来时含有大量活菌，但在经过包装、出厂、运输、上架及销售等一系列环节后，会因保存温度的变化而致部分甚至大部分益生菌死亡，故不要盲目听信商家所谓“每100毫升含有活性益生菌多少个亿”的夸大宣传。另外，酸奶酸不酸与酸奶的营养价值也无多大关系。当酸奶在储存、物流过程中脱离了冷链，乳酸菌会迅速繁殖而导致酸度增加，甚至超出人体可接受范围。这样的酸奶虽然口感很酸，但乳酸菌的活力已下降了，且乳蛋白变性程度也会增加，不利于人体吸收，也不利于肠胃健康，购买时一定要注意。

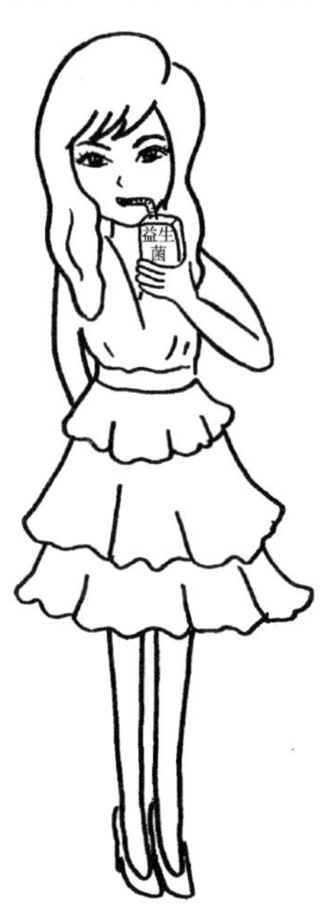

喝酸奶要讲技巧。一是要注意温度，在您从冰箱中取出酸奶后，可先将酸奶在室温下放一放，退凉饮用，要温热一下酸奶也行，但不要超过40℃，以免杀死活菌，降低益生菌的作用。二是不要空腹喝酸奶，因为空腹时酸奶会与胃酸直接接触，致使益生菌惨遭“杀戮”，难以起到调节肠道菌群的作用。三是喝酸奶要看健康状况，如原发性高血压、高脂血症患者适合饮用低脂酸奶，糖尿病患者及肥胖者以饮用无糖酸奶为佳。

2. 奶酪：含有一定数量的益生菌，并可在肠道中存活下来为您的健康“效力”，但并非所有奶酪都是益生菌的优质来源。一些软软的发酵奶酪，如切达干酪、帕尔马干酪等可选择购买食用。另外，标明含有“活性物质”的白软干酪也含有益生菌。

3. 豆豉：用豆酱制作的一种豆制品，比豆腐更具肉的味道和口感，且含有两倍的蛋白质，并有一定量的益生菌。在购买时，宜选择有机大豆制品。

4. 味噌：是大豆经过搁置、发酵后制作而成的，发酵过程中会有益生菌产生，并且热量较低（一汤匙味噌含有的热量仅为40卡）。其缺点是咸味浓郁，钠盐含量高故食用要谨慎。

5. 泡菜：几乎每一种蔬菜经过腌渍之后都能产生大量益生菌，且以乳酸菌为大宗。其缺点是可能含有亚硝酸盐，大量摄入腌制食品可能增加患胃肠癌的风险。建议不要吃刚泡了两三天的泡菜，最好泡制20天以上再吃，此时其亚硝酸盐含量已明显下降。同时，做泡菜的时候加入少量食醋，也能抑制亚硝酸盐的生成。

6. 发酵豆乳：主要含有乳酸菌、双歧杆菌和酵母菌。

7. 发酵蔬果汁：经微生物发酵后，含有多种益生菌。

8. 食醋：含有丰富益生菌——醋酸杆菌。

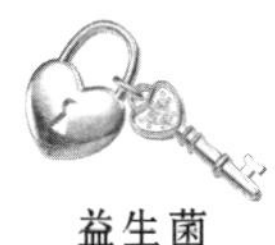

补充活菌的技巧

如果受到季节或环境的限制，食补难以如愿，那么不妨补充益生菌的药物制剂。目前，最常用的益生菌类药物制剂有以下几种。

1. 米雅，又名口服酪酸梭菌活菌散剂，含有酪酸梭菌。

2. 妈咪爱，含屎肠球菌和枯草杆菌。

3. 双歧三联活菌(培菲康)，由双歧杆菌、嗜酸乳杆菌及粪链球菌组成，对肠道菌群失调有调节作用，可防治肠功能紊乱所致的腹泻、脂肪泻、腐败性腹泻及旅游性腹泻等。

4. 整肠生，主要成分为地衣芽孢杆菌，对婴幼儿腹泻及成年人感染性腹泻有防治作用。

5. 乳酶生，以乳酸杆菌为主，常用于消化不良。

6. 丽珠肠乐，可治疗肠道菌群失调所引起的腹泻、便秘，也可用于各类肝病的放疗、化疗的辅助治疗。

7. 金双歧，又名双歧杆菌乳杆菌三联活菌片，由长型双歧杆菌、保加利亚乳杆菌、嗜热链球菌所构成。

益生菌药物制剂的服用要则如下。

1. 在饭前 1 小时或饭后服用，避开胃酸分泌高峰期，尽量避免益生菌遭到胃酸的破坏。

2. 不用果汁或牛奶送服，因为它们会刺激胃酸分泌。

3. 宜用低于 40℃的温开水冲调食用，也可以将其加入普通牛奶、汤或粥中食用。

4. 勿与抗生素同服。如果必须服用抗生素，那么一定要错开时间，间隔时间不应短于 2 小时。

5. 益生菌属于厌氧菌，不要将制剂长时间暴露于空气中。

益生菌均为小包装(如小袋、胶囊等),应于使用前再打开包装。如果使用含有益生菌的奶粉,那么要随手将奶粉罐盖严。

6.益生菌制剂虽然是经过“驯化”的菌种,但仍旧比较脆弱而致作用效果不持久,故需要长时间补充。因此,即使症状缓解,还应服用维持量。

7.合理把握剂量。过多的益生菌有导致肠道菌群“易位”之虞,或者诱发“益生菌依赖症”。医学研究证明,一个人长期使用人工合成的益生菌产品,会促使肠道功能逐步丧失自身繁殖有益菌的能力,久而久之,人体肠道便会对摄入的人工合成的益生菌产品产生依赖性,在医学上称之为“益生菌依赖症”。而人一旦患上“益生菌依赖症”,终生都将依靠和使用人工合成的口服益生菌产品来维持生命的健康状态。因此,在服用益生菌前一定要接受医生的指导,切忌自行其是。

补“因子”优于补“活菌”

直接补充活菌虽然在增加菌群方面见效快,但缺乏“可持续性”。因为活菌不能在肠道壁形成菌群,只能短暂生存,一旦停止补充,肠内活菌的优势也就不存在了。而补“因子”就不一样,相比于补活菌的短暂效应,补“因子”则要优越得多。

在此,“因子”指的是双歧因子,叫作N-乙酰-D葡萄糖,是双歧杆菌合成细胞壁黏膜肽所必需的成分,能够促进双歧杆菌繁殖增生。换言之,补充双歧因子可以间接达到提高双歧杆菌实力的效果。

双歧因子在母乳中含量丰富,这也是科学家们倡导母乳喂养的理由之一。对于成年人,不少天然食物也含有双歧因子,故不妨多多择而食之。

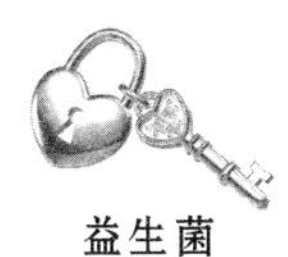

1.低聚糖类食物。低聚糖是一种水溶性膳食纤维，进入肠道后不被人体吸收，而是被益生菌当作养料来利用，促使益生菌大量繁殖，特别有利于结肠健康，故又被称作“结肠食物”。这些低聚糖类包括乳果低聚糖、果糖低聚糖、低聚木糖、异麦芽低聚糖、大豆低聚糖及水苏糖等20多种。常见食物有大蒜、葱头、洋蓟、芦笋、谷类及蜂蜜。比较突出的是大豆及其制品，这是最无可挑剔的营养肠道的佳品。据测算，每天吃一个洋葱相当于摄入低聚糖5～10克。

2.多糖类食物。如云芝(富含云芝多糖)、胡萝卜(富含氮多糖)、香菇(富含香菇多糖)及银耳(富含银耳多糖)等。

3.具有有益提取物的天然植物及中草药。如茶叶(含有茶多酚)、人参(含有人参皂)、刺五加(含有刺五加多糖)、枸杞(含有枸杞多糖)及虫草(含有虫草多糖)等。

4.含食物纤维的食物。如根茎类蔬菜、水果、薯类及全麦类等食物。

5.红酒。研究发现，每天饮用2杯红酒，4周后，肠道菌群中有益菌的数量将明显增加。但肝病、胃病患者不宜饮用红酒。

短链脂肪酸

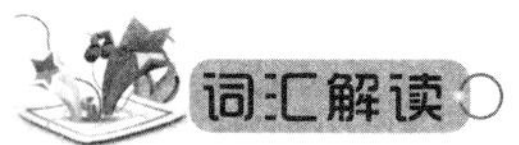

短链脂肪酸就是含碳原子数最少(1～6 个)的直链或支链脂肪酸，具体有乙酸("老大")、丙酸("老二")和丁酸("老三")"三兄弟"。

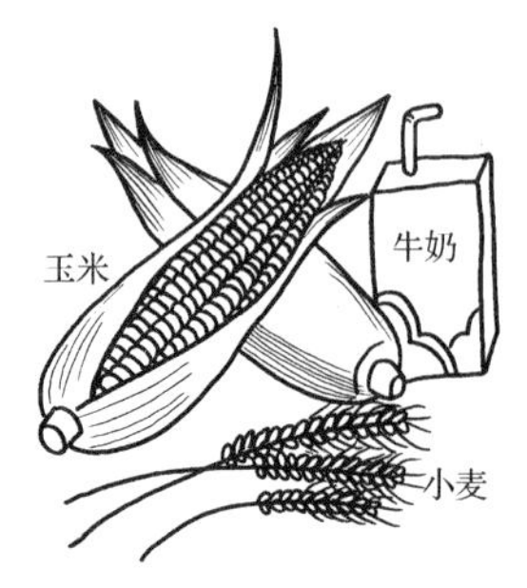

对于短链脂肪酸，您可能感觉很陌生，但您一定知道脂肪吧，脂肪就是由脂肪酸与甘油构成的。甘油的分子结构很简单，而脂肪酸则比较复杂，其长度取决于分子结构中碳链的碳原子数目。自然界有 40 多种脂肪酸，一般由 4～24 个碳原子组成。凡碳链中碳原子数目在 12 个以上者被称为长链脂肪酸，碳链中碳原子数目为 6～12 个者为中链脂肪酸，碳链中碳原子数目少于 6 个者则为本文的"主角"——短链脂肪酸。短链脂肪酸有何作用呢?

第一是供能。脂肪是人体的三大产能营养素之一(其他两种是蛋白质与碳水化合物)，生理使命之一就是为生命活动提供其所需要的能量。因此，供能也是短链脂肪酸的一项职责。虽然短链脂肪酸提供的能量不太多，仅占人体总能量的 10%，但毕竟也是一份贡献。特别是"老三"——丁酸，在结肠中就能被利用(乙酸与丙酸则要先进入肝脏转化成热能后，才能供全身所需)，因而享有肠道上皮"特殊营养因子"的誉称。

第二是充当"肠道维修工"的角色，忠实地维护肠道上皮细胞的完整性、保持杯状细胞的分泌以及黏膜免疫细胞的免疫等

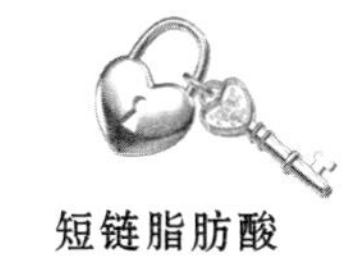

功能。比较起来，“老三”最为“劳苦功高”，直接参与直肠、结肠黏膜损伤的修复，故其对溃疡性结肠炎有一定疗效。“老二”(丙酸)也不甘示弱，在促进结肠黏膜对钙质的吸收方面，功效独到。

第三是提升胃肠道的运动功能，防止便秘。以丁酸为例，丁酸对胃运动有促进作用，有助于加速胃排空，减少胃胀，加速结肠、直肠的蠕动节奏并使其保持正常的肌张力，促进粪便排出。

第四是稳定肠道屏障，防止肠道功能紊乱，阻碍炎症、癌变等的发生。

短链脂肪酸有不错的保健功效，那么我们该如何获取它呢？须知，日常食物大多含的是长链脂肪酸，故要想体内有足量的短链脂肪酸，还得动动脑筋才行。

首先要明白，短链脂肪酸的主要来源是可溶性膳食纤维与抗性淀粉，如低聚糖类食物、菊粉、发芽大麦食品、燕麦麸、玉米淀粉等。这些食物的最大特点是在胃和小肠内不能被消化与吸收，只有在被推送到结肠后，而且要在益生菌(携带有β-糖甙链酶的细菌)的帮助下，才能发酵分解，生成短链脂肪酸。因此，必须在确保原料与益生菌两者均充分的前提下，才能获得足量的短链脂肪酸，缺一不可。掌握了这个秘密，办法也就应运而生了。

1.广采博食，粗细搭配。每天安排足量的粗粮与蔬果，吃够膳食纤维(每天不少于30克)，为短链脂肪酸的生成提供充足的原材料。

2.坚持喝奶。牛奶脂肪颗粒小，含有短链脂肪酸并呈乳化状态，容易被消化吸收。酸奶尤佳，除含有短链脂肪酸外，尚有大量的活性乳酸菌，有助于短链脂肪酸的生成。

3.每日摄食8～12克葡聚糖，可明显增加肠道内短链脂肪酸的产量。

4.在医生指导下补充益生菌，如口服丽珠肠乐等。

卵磷脂

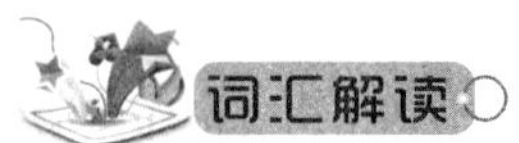

卵磷脂是脂肪中的一种特殊成分，由磷脂酰胆碱、脑磷脂、肌醇磷脂及神经鞘髓磷脂等组成。它是科学家们最早从蛋黄中提取而来的，故命名为卵磷脂。

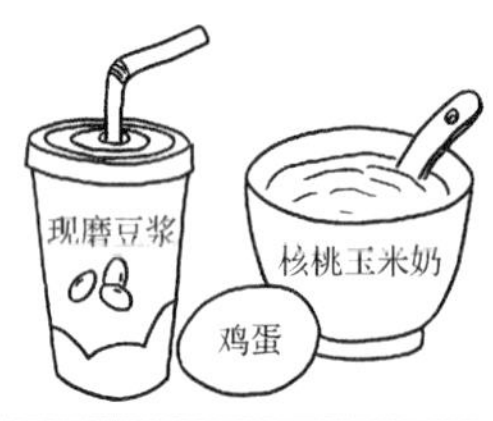

认识卵磷脂

卵磷脂的主要保健功能有以下几个方面。

1.促进大脑发育，提升大脑活力。卵磷脂是构成年人体大脑与神经组织的重要成分，可促进脑发育，是儿童非常重要的益智营养素之一。对于中老年人，卵磷脂可增强记忆力，延缓脑力衰退的进程，预防或推迟阿尔茨海默病（俗称“老年痴呆症”）的发生。

2.养肝护肝。卵磷脂中的胆碱对于脂肪有亲和力，若人体内胆碱不足，则会影响脂肪代谢，造成脂肪在肝内积聚，形成脂肪肝。同时，卵磷脂可降低血清胆固醇含量，防止肝硬化，并有助于肝功能的恢复。

3.保护血管。卵磷脂具有乳化并分解血脂的作用，可增进血液循环，改善血液中脂质的比例，清除过氧化物，削减胆固醇及中性脂肪的含量，缩短脂肪在血管内壁滞留的时间，促进硬化斑块的消散，防止由胆固醇引起的血管内膜损伤，从而保护血管，防治动脉粥样硬化以及由此而引起的心、脑血管病变的发生

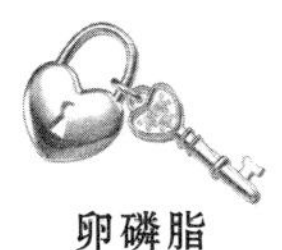

与发展。

4. 防治糖尿病。卵磷脂不足，可使胰腺功能下降，导致其无法分泌足量的胰岛素，不能有效地将血液中的葡萄糖运送到细胞中去，此乃糖尿病的成因之一。医学研究显示，若能每天摄取20克以上卵磷脂，将有助于糖尿病患者的病情恢复，而且对患有糖尿病坏疽及动脉硬化等并发症者尤其有效。

5. 化解胆结石。体内胆固醇过多会沉积于胆囊内，形成胆结石。而胆汁中的主要成分是卵磷脂，卵磷脂可以将多余的胆固醇分解、消化与吸收，从而使胆汁中的胆固醇保持液体状态。每天摄取一定量的卵磷脂，可以有效地防止胆结石的形成，并能对已经形成的胆结石起到化解作用。

6. 消除青春痘。卵磷脂还有天然解毒作用，能分解体内过多的毒素，并经肝脏与肾脏的处理排出体外，防止色斑与青春痘形成，保持皮肤的光滑柔润。

您需要多少卵磷脂?

以往大家认为，一个人每天只要能正常吃饭，不挑食，摄入的卵磷脂就能满足生理需要。但世界卫生组织的专家们研究发现，成年人实际上每天消耗的卵磷脂比过去认为的量要大得多，尤其是在25岁以后，人体内合成卵磷脂的速度过慢，数量过少，导致“收支不平衡”“透支”了。最新资料显示，正常成年人每天须摄取卵磷脂4～7.5克，平均每天6克才能满足生理需要。美国对卵磷脂的每天推荐量：儿童8克，青壮年7.5克，孕妇12克，中老年人不得低于4～6克。

有人会问：人体内缺乏卵磷脂会有什么感觉？一般没有感觉，如同缺钙一样，其所引起的病理变化往往在暗中进行。当您出现高脂血症、血黏度增高、脂肪肝等时，说明您至少已有一段时间缺乏卵磷脂了，并已造成脂质代谢紊乱。如果到了动脉硬化、心脑血管病及胆结石等病变阶段，那么就说明人体内缺乏卵磷脂已经有几年甚至几十年了。

如何摄足卵磷脂?

卵磷脂广泛存在于动物体内和植物及植物的种子之中，如动物脑、油脂、瘦肉、心脏、肝脏、蛋黄、鱼鳞、鱼皮、鱼肉、鱼骨、鱼脑、菜籽油、花生油、豆油、棉籽油、胡麻油、菜籽仁、花生仁、胡麻仁、芝麻仁、黄豆、核桃仁、杏仁、木耳及黄花等。因此，在您的食谱中增加上述食品的比例，肯定有助于摄足卵磷脂。记住一条：卵磷脂不耐热，活性在25℃左右最强，超过50℃则活性大多消失，保健效果将大打折扣，故在烹饪食物时，注意将温度控制在25℃左右最好。

不过，您只要对上述食物清单稍加分析，就会感觉遗憾。因为上述食物大多数也是“两多”食品——“含胆固醇多”以及“含脂肪多”。以植物种子为例，卵磷脂的含量只占0.2%～0.5%，如果按照卵磷脂日需要量6克的标准计算，每天要吃2千克大豆或10个鸡蛋方能达标，这显然是不可能的，因为人体的消化器官难以胜任。

那么如何来解决这个难题呢？最好的办法就是选购卵磷脂制剂（如大豆卵磷脂）服用，以堵住膳食中卵磷脂缺乏的营养“漏洞”。但这需要有一定的经济条件做后盾，对于一般工薪族而言，不妨尽量拓宽食物的来源，广采博食，借助于多品种来增加卵磷脂的摄入量。以下“招数”值得参考：

1. 每天食用一个鸡蛋。

2. 每天自制豆浆饮用。

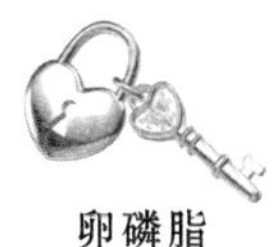

3.每个星期吃鱼2～3次。

4.每天吃一餐富含卵磷脂的食物，如凉拌豆腐、黑木耳炒肉片、核桃玉米奶（玉米、核桃适量，加水打浆，冲入牛奶食用）、蛋肉糕（猪肉适量剁馅，与鸡蛋做糕食用）、鸡肝肉饼（鸡肝、猪瘦肉各适量，与鸡蛋清一起做饼食用）、大豆排骨汤（大豆、猪排骨各适量，加水炖汤食用）、胡萝卜豆腐蛋黄面（面条中加入适量胡萝卜泥与豆腐泥，撒上碾碎的蛋黄食用）等。

β-葡聚糖

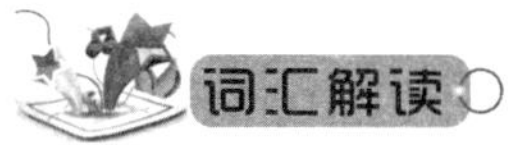

β-葡聚糖，一个学术味很浓的称谓，感觉很陌生吧。它是由一系列葡萄糖分子聚合而成的非淀粉类多糖，属于可溶性纤维。

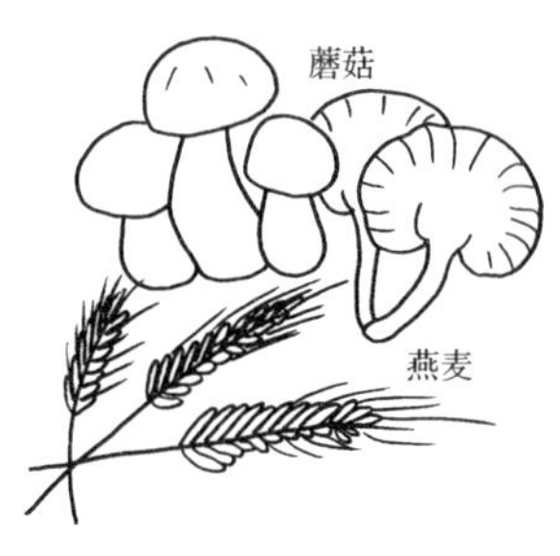

说起燕麦的保健价值，不少人会竖起大拇指。可深入一步问：燕麦究竟会给人带来哪些好处呢？该如何选择燕麦片？燕麦片与麦片有何区别？知之者恐怕就不多了。这些正是本节所要告诉读者的，相信大家一定会感兴趣的。

认识β-葡聚糖

β-葡聚糖带给人的健康好处不少，重要的有以下几个方面。

1. 提升免疫力，尤其是增强“免疫战士”——巨噬细胞的活力。其可快速杀灭入侵的病毒、细菌、真菌等致病微生物，帮助您远离感冒等感染性疾患。

2. 直接杀灭肉瘤细胞、黑色素细胞等恶性细胞。其对肝癌、乳腺癌的抑制率可与抗癌药物比肩，且无任何毒副作用。

3. 可降低“坏胆固醇”（低密度脂蛋白胆固醇）水平，但不影响“好胆固醇”（高密度脂蛋白胆固醇）水平。美国专家研究显示，一个高脂血症患者每天摄取3～4克β-葡聚糖，可使“坏胆固醇”水平降低8%，使其心脏病发作危险降低10%～12%。

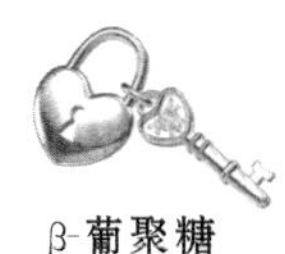

4. 调节血糖。β-葡聚糖的高黏性可抑制胃的排空速度，延缓小肠对葡萄糖的吸收，从而有效地延缓餐后血糖上升的速度，对糖尿病有一定的抑制和预防作用。

5. 保护肠道。β-葡聚糖不能被吸收，在大肠中发酵，产生丙酸、丁酸等短链脂肪酸，抑制腐败菌生成，促进益生菌生成，维持肠道菌群平衡，防止腹泻或便秘。

6. 抗辐射。β-葡聚糖通过促进造血功能，增加白细胞、红细胞的生成，来降低辐射对人体的伤害。美国空军放射生物学研究中心的实验显示，给小白鼠以致死剂量的辐射处理，结果发现，事先口服β-葡聚糖的受试鼠有80%完全不受辐射影响。

燕麦——β-葡聚糖的“富矿”

哪些食物含有β-葡聚糖呢？魔芋、菇类、啤酒酵母、灵芝、青稞、苦荞、大麦、豆类、玉米及燕麦等榜上有名。如果按含量排一个座次表，那么“头把交椅”的主人非燕麦莫属。据测算，您只要吃100克燕麦，至少可摄取6～8克β-葡聚糖。所以，燕麦当仁不让地成了人类获取β-葡聚糖的最佳食品。

燕麦有燕麦粒与燕麦片两种。先说燕麦粒，以我国西北地区出产的最优，宜选用没有被压扁的燕麦粒，单独或与牛奶、芝麻等搭配煮粥，早晚分食之。如燕麦粥：燕麦米100克，加15倍的水，烧开后加盖小火焖烧40～50分钟；燕麦牛奶粥：燕麦米100克，加12倍的水与牛奶1袋，搅拌均匀，烧开后加盖小火焖烧40～50分钟；燕麦芝麻牛奶粥：芝麻10～15克，炒熟碾碎成糊，燕麦米30～60克，加入鲜牛奶250～500毫升，搅拌均匀，烧开后加盖小火焖烧40～50分钟。之所以要强调烧够40～50分钟，是因为燕麦中的β-葡聚糖只有达到一定水平后才能发挥作

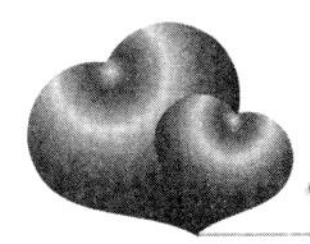

用，而β-葡聚糖含量越高，燕麦的黏性就越大；同时，β-葡聚糖还必须是能够“溶”出来的，“藏”在燕麦粒里面是没有用处的。换句话说，将燕麦煮成粥或糊，待煮够一定的时间后，其口感会更黏稠，这意味着“溶”出的β-葡聚糖就越多，保健效果自然会“更上一层楼”。

再说燕麦片。首先要细看标示，弄清每个小包装或每100克中的总能量、碳水化合物以及蛋白质含量。要求总能量不要超过1465千卡，碳水化合物含量不高于60%，可溶性纤维不低于8克，蛋白质含量应在10%左右。另外，燕麦片调好后，越是黏稠，咀嚼起来滑溜溜的口感越是好，这样燕麦片中β-葡聚糖含量高，营养均衡，保健功效强。反之，黏稠、滑溜感很弱的燕麦片，可能吃起来舒服些，但保健效果就要大打折扣了。

与燕麦粒不同，燕麦片属于速食产品，不需要长时间高温烹煮。一般生燕麦片煮20～30分钟；熟燕麦片煮5分钟；熟麦片若与牛奶一起，煮3分钟就够了，比较适合于赶时间的上班族当早餐。

掌握几个小窍门

虽说吃燕麦片等于补充β-葡聚糖，但要获得最大的补给量，务必掌握好几个小窍门。

1.“燕麦片”≠“麦片”。燕麦片是由燕麦粒轧制而成的，呈扁平状，相当于黄豆粒大小，形状完整（速食燕麦片有些散碎感，但仍能看出其原有形状）。麦片则是由小麦、大米、玉米及大麦等多种谷物混合而成，燕麦只占一小部分，或根本不含有燕麦片。国外麦片多加入水果干、坚果片与豆类碎片，相对好一些，至少可使膳食纤维更丰富一点；国内麦片则不然，加入的多是麦芽糊精、砂糖、奶精及香精等，而砂糖和糊精会提高血糖上升速

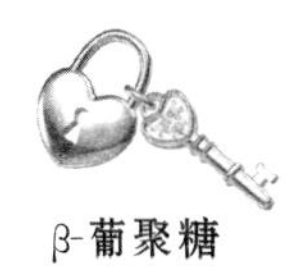

度，奶精含有部分氢化植物油，其中的“反式脂肪酸”成分可促进心脏病的发生，故一定要慎重选择。

2. 不甜者为贵。天然谷物是不甜的，如果冲就有明显的甜味，那么意味着一小袋(40 克)燕麦片中含有 20 克糖，等于您买的燕麦片实际上一半是白糖，其保健价值就去掉了一半。另外，对“无糖产品”也要警惕，无糖而有甜味，一定是加入了某种高效甜味剂的原因，如甜蜜素、安赛蜜及阿斯巴甜之类，这些东西大多是化学合成品，利少弊多。更糟糕的是，高效甜味剂只需加一点点就够了，通常要用麦芽糊精等淀粉水解物来充数，而麦芽糊精和白糖一样，有快速提高血糖之虞，故需要控制血糖的人万不可受“无糖”二字迷惑，选购不甜的纯燕麦片才是明智之举。

3. 强化营养没必要。燕麦片本身的营养价值已经够高了，商家宣称的高钙、高铁、高蛋白麦片并无多大增效价值。如果“麦片”产品本身含有燕麦的比例很小，即便加入了其他营养素，也只是徒有其名而已，切莫受其诱惑。

4. 不以包装论优劣。一些包装简单、外观普通、没有添加任何成分的燕麦片，味道清淡，口感黏稠，吃起来甚至有点刺口，这才是真正的天然燕麦片，应被列为首选。不要以包装优劣作为选购的标准。

5. 煮食胜过冲食。超市里的燕麦片产品有供煮食的，也有供冲食的，两相权衡，煮食的更健康。煮食的燕麦片一来没有添加砂糖、奶精、麦芽糊精及香精等成分；二来可提供最大的饱腹感，血糖上升速度最慢。而一冲即食的产品虽然方便快捷，口味也好，但往往加入了糖分或奶精(含反式脂肪酸)，不仅不能增效，反而可抵消其防病功效。

食物温度

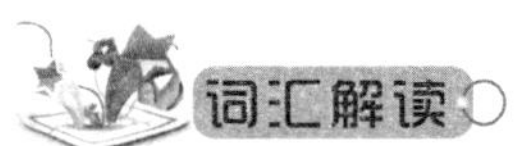

食物，无论储藏、烹饪或进食，都与其温度密切相关。

食物冷藏有选择

食物的储藏大多采用冷藏方式，因此冰箱成了人类的首选。但食物品种不同，适宜的储藏温度也不一样，如鱼、肉等动物性食品，最宜在冰点以下的温度环境中储藏，这种储藏方式被称为冻结冷藏；而蔬菜、水果等植物性食品，则需要在比冰点稍高一点的温度环境中储藏，这种储藏方式被称为冷却冷藏。两类不可混淆。

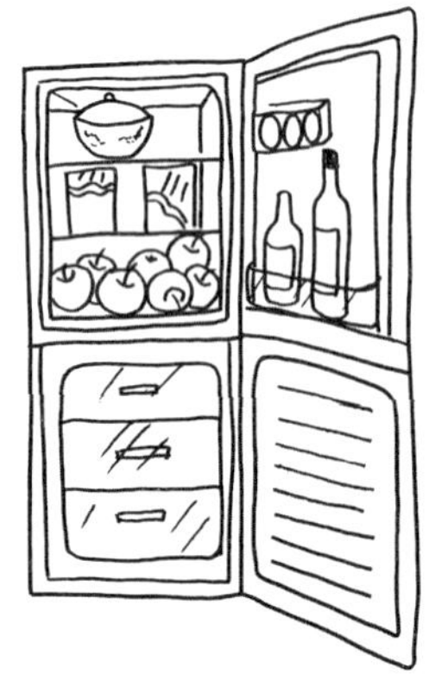

还有一些食物，根本不宜进冰箱，在通常的室温下存放则更能保持原汁原味。名列榜上的有以下5种食物。

1. 香蕉：在12℃以下的地方贮存，香蕉会发黑腐烂。

2. 鲜荔枝：在0℃的环境中放置1天，其即会表皮变黑、果肉变味。

3. 番茄：经低温冷冻后，其肉质呈水泡状，显得软烂，或出现散裂现象，表面有黑斑，煮不熟，无鲜味，严重的则酸败腐烂。

4. 火腿：放入冰箱低温贮存，其中的水分就会结冰，脂肪析出，腿肉结块或松散，肉质变味，极易腐败。

5. 巧克力：在冰箱中冷存后，一旦取出，其在室温条件下即

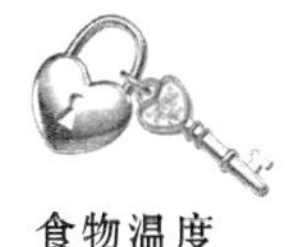

会在表面结出一层白霜，极易发霉变质，失去原味。

低温烹调利健康

不知您是否知道，国际烹饪界正悄悄地酝酿着一场革命，这就是科学家们新近倡导的低温烹调法。要想弄清低温烹调的巨大保健意义，就请先来看看高温烹调有哪些害处吧。

首先，长时间的高温烹饪可能加速食物中的糖分、脂肪和蛋白质等发生反应，生成更多的糖基化终末产物。而这种物质可刺激人体细胞产生特定蛋白质，使免疫系统长期处于炎症状态，并会损伤血管，诱发诸如动脉硬化、心脏病及脑卒中等多种致命性疾患。特别是糖尿病患者，常见的多种并发症与糖基化终末产物过多有关。可喜的是，在高湿度情况下进行短时间低温烹调，比如说蒸或煮，则可有效降低食物中糖基化终末产物的含量。试验资料显示，低温烹饪能够将人体内与饮食相关的糖基化终末产物含量降低33%～40%。

其次，高温烹调，尤其是煎或炸，可促进多环芳香族一类致癌物生成。如日本专家调查发现，当烹调温度超过250℃时，鱼肉会有致癌物出现；当温度上升到300℃时，不仅鱼类、肉类，甚至豆类等几乎所有含蛋白质的食物都无一幸免地有致癌物“问世”。再如，一些以淀粉为主的食物（如面包、蛋糕等）经过120℃以上的高温加热后，一种称为丙烯酰胺的物质的含量就会大量增加。而科学实验表明，丙烯酰胺对于动物来说是一种致癌物，对人体也有潜在的致癌威胁。

再次，高温烹调是窃走食物中营养成分的“大盗”。以食物中的维生素为例，可因高温而造成其大量流失，流失量的大小按其种类的“座次”是：维生素C>维生素B>维生素B_2>其他B族维生素>维生素A>维生素D>维生素E。其他营养成分如蛋白质、脂肪及矿物元素也会发生不利于健康的变化。再说牛奶，除高温烹调外，在强光下暴露2小时，也可损失50%的维生素B_2，甚至在阴天也可流失20%左右的维生素B_2。

当然，烹调温度也不是越低越好，因为有些食物如肉类，可能存在寄生虫。以肺吸虫囊蚴为例，若烹调温度达不到100℃，便难以将其杀死。为此，食物应该有一个合适的烹调温度。这个温度以多高合适呢？美国食品药品监督管理局对烹调温度的建议是：家禽肉为82℃，土火鸡和土鸡为74℃，牛、羊、猪等畜肉为71℃，炸海鲜为90℃，蛋类为71℃（或蛋黄和蛋白煮到凝固状态），烤肉类为63℃，新鲜蔬菜为55℃，剩菜为74℃。

另外，美国加州卫生署还用法律形式限定了餐馆烹煮食物的最低温度，也值得国人参考。

1. 剁碎的肉末、肉碎或包含肉碎的食品，内在温度必须达到69℃。

2. 鸡蛋及包含鸡蛋的食品，内在温度必须达到63℃。

3. 猪肉及含猪肉的食品，内在温度至少为68℃。

4. 家禽、鱼类及含家禽或鱼肉的食品，内在温度必须达到74℃。

那么怎样判断温度呢？水温可以用温度计来测量，熟悉后可依据经验来判定。以油温为例，可将一小节葱探入油中，若"啪啪"作响，没有气泡，则表明油温低于90℃；若周围出现少量气泡，则表明油温已达三四成热，油温大致为90～130℃；若周围出现大量气泡，无爆声，则说明油温已达五六成热，油温大致为130～170℃；若周围出现大量气泡，有轻微爆声，则表明油温高达170～230℃。

食物凉热有讲究

食物可分为喜凉型与喜热型两大类，所以各有其最佳风味温度。先来看看喜凉性食品清单。

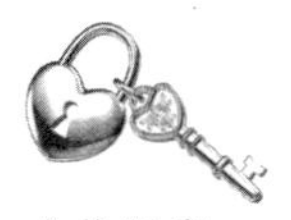

1. 凉开水:12～17℃的凉开水喝起来最爽口。但漱口水的温度不宜太低,以35～38℃最佳,对口腔、牙齿的刺激最小。

2. 冷饮:冰棒的温度在0～6℃时品味最佳,而冰淇淋则在6℃时入口最爽。汽水的温度在3～5℃时喝起来舒心怡神。果汁的最佳温度为8～10℃,加冰虽然时尚,但容易刺激胃肠道;加热则不仅会破坏原有的口感,还容易破坏果汁中的维生素成分。

3. 酒类:红葡萄酒最合适的饮用温度为18℃左右,虽然季节变换可有一定变化,但差别不应高于2℃。啤酒的温度在夏天以6～8℃最为清口宜人,冬天则以10～12℃最为醇美。

4. 冷咖啡:温度宜在6℃。

5. 西瓜:温度宜在8～10℃;低于此温度,就尝不出其真正的甜的味道和沙的口感;若高于此温度,则其不仅易变质,还不能解渴。

6. 酸食:温度宜在10～14℃。

再来看看喜热型食品清单。

1. 汤类:在60～65℃时,汤内的"实料"和水分才能"交融"在一起,调料才能充分发挥其中的味道,使其呈现出来的口感比较好。

2. 牛奶:不宜高温久煮,温度在60～70℃就能达到杀菌消毒的目的,且味道鲜美。

3. 茶:泡茶的最佳水温是70～80℃,泡出来的茶水色香味俱佳,且茶叶中所含的营养物质(如维生素C、咖啡因及鞣酸等)不会受到破坏。饮用温度以65℃为佳。

4. 冲饮蜂蜜:最佳水温为50～60℃。如果用沸水来冲蜂蜜,不仅会改变蜂蜜的甜美味道,使之变酸,还会使蜂蜜中的酶变性。

5. 热咖啡:温度宜在70℃。

6. 肉食:温度宜在70～75℃。

7. 甜食:温度宜在37℃。

8. 炸海鲜:温度宜在70℃。

“病号饭”

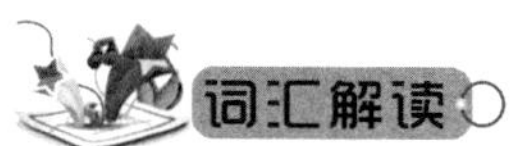

“病号饭”,指的是专为患者所做的饭菜,有助于病情的好转与康复。

当家人或自身得了某种疾病后,就得与“病号饭”打交道了。因此,了解一些相关知识大有必要。

吃好“病号饭”的原则

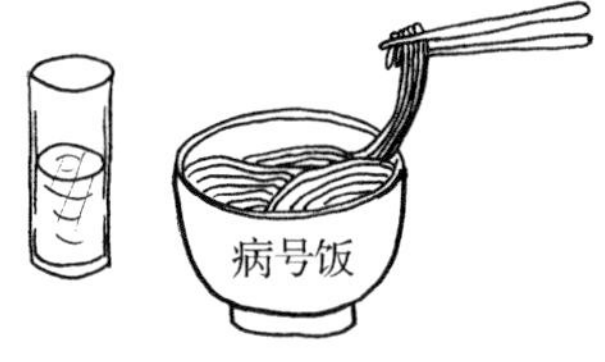

当人生了病,按医嘱使用药物固然重要,但调整三餐食谱也很有必要。就拿与我们一衣带水的日本来说吧,他们就很重视“病号饭”,他们提出给患者提供饮食要像用药一样慎重。道理很简单,不同的疾病对饮食有不同的要求,有些还是治疗措施的组成部分,即通常所说的“食疗”。若其安排得好,可加快病情好转或康复;若安排不当,则可促使患者病情加重,甚至出现生命危险。

“病号饭”可分为“普食”、“半流食”和“全流食”三种款式。“普食”就是指平时所食用的膳食;“半流食”,又称“粥食”;“全流食”则为液体食物,如牛奶、鸡汤、肉汤及米汤等。

请记住:“病号饭”不是家常饭,不是只要合胃口就行,而是要选择一些对病情改善有协助作用的饭菜。换言之,患者的饭菜要因病而异。因为病种不同,患者适宜与不宜的食物也不一

样，甚至相反。那种凡是患者都给予米粥、骨汤或鸡蛋汤的大锅饭模式是绝对错误的。如米粥，对发烧患者堪为佳肴，但对糖尿病患者却不宜，因为米粥的消化速度太快，容易引起血糖骤然升高而加重其病情。再如鸡蛋汤，对贫血或营养不良患者堪称优品，但肾病患者却要远离，因为鸡蛋富含蛋白质，可使体内尿素水平增高，导致病情恶化。另外，还要结合时令、年龄与地域等不同来选择安排。

总体来说，几类常见食物的特点和适宜患者分别如下。

1.低盐餐。特点是饭菜含盐量低，一天的总摄盐量低于6克。其适合于高血压、心脑血管病、糖尿病、尿毒症、水肿以及腹水等疾病的患者。举例：早餐吃水果烤饼、果酱、新鲜水果；午餐吃酸味色拉；晚餐吃鸡肉、意大利面、奶酪、色拉、水果甜点；零食选择冰冻酸奶、水果等。

2.低脂餐。特点是饭菜中的脂肪含量很低。其适合于肥胖、动脉粥样硬化、冠心病、高脂血症、胰腺炎、肝病及糖尿病等疾病的患者。举例：肉类选择白肉(如鸡、鸭、鱼肉)，减少红肉(如猪、牛、羊肉)的摄入量；奶类选择低脂奶；多安排蔬菜、水果及豆腐等素食；炒菜多用橄榄油、黄豆油、葵花子油及玉米油等植物油，少用猪油或奶油；吃鸡肉去皮；少喝骨汤(富含脂肪)；少吃火锅、麻辣锅等。

3.高蛋白餐。特点是在基本饮食的基础上，另加蛋白质含量高的食物，确保膳食中每天的蛋白质供给量在每千克体重1.5克以上。其适合于癌症、结核病、肾病、肝病、营养不良、烧伤等疾病的患者及手术前后者。举例：早餐增加牛奶1杯、鸡蛋1个，中午增加鱼或肉类100～150克，必要时添加豆浆、豆花等豆制品。

4.低蛋白餐。特点是食谱以含蛋白质少的食物为主，要求每日蛋白质的供给量约为每千克体重0.5克，总量限制在20～40克。其适合于肝昏迷、尿毒症及慢性肾炎等疾病的患者。举例：蛋白质食物宜在限量范围内选用优质蛋白，如牛奶、鸡蛋及瘦肉等；多安排热量高而蛋白质低的食物，如植物油、玉米粉、藕粉、粉皮及低蛋白米粉；血糖正常者可食用糖类以增加热量供给，满足自身的身体代谢需求。

5.高纤维餐。特点是富含膳食纤维，可确保每天的膳食纤维摄入量在25～30克。其适合于高脂血症、糖尿病以及便秘等疾病的患者。举例：一天须安排3碟蔬菜、2份水果(每份约为拳头大小)；主食以糙米饭、五谷杂粮饭及燕麦片为主，并要多喝水。

6.低纤维餐。特点是食物纤维含量极少、易于消化，又称少渣饮食。其适合于食管或肠道狭窄、胃溃疡恢复期、食管静脉曲张、胃肠及肛门手术后、痢疾、腹泻及慢性肠炎等疾病的患者。举例：减少蔬菜、水果、麦片、糙米及杂粮的进食量，多用精米、白面、乳类、蛋类、豆浆、豆腐脑、嫩肉、动物内脏、鸡、鱼以及去皮瓜类、番茄、胡萝卜、土豆等来制作三餐，如粥、烂饭、面包、软面条、饼干、肉汤、鱼丸及鸡汤等。

几种常见病的“病号饭”

刚才介绍了几类常见食物的适宜疾病，再来说说几种常见病的“病号饭”，供大家参考。

1.高血压。三餐宜定时定量，肥胖者酌情节食，消瘦者适当增加优质蛋白的摄入(如禽肉、豆类等)。少吃胆固醇与脂肪高

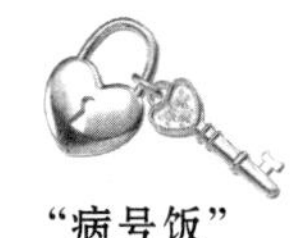

的食品，如肥肉、蛋黄、肾及脑等动物性食物，并戒烟戒酒。适当增加富含不饱和脂肪酸、维生素与矿物元素的食物，如鱼类、植物油、蔬菜、水果、糙米及粗面等。将每天的食盐量限制在5克(最好是3克)之内。

2.心脏病。饮食宜清淡，低盐、低脂、低糖。适当多吃水果、蔬菜、蜂蜜和瘦肉。少量多餐，防止暴饮暴食。心功能低下者还要少喝水。

3.胃病。饮食以营养丰富、纤维素较少、容易咀嚼和消化的食物为主，避免油煎、油炸以及生、冷、硬的食物。少吃多餐，除正常三餐外，可酌情增加2～3次糖分较少的点心或馒头干，最好是苏打饼干。

4.糖尿病。应根据医生的热量计算来安排每天的进食量，不可贪多。食物以低血糖生成指数类为主，如蔬菜(尤其是绿叶蔬菜)、豆类(尤其是青豆、三角豆、腰豆、黄豆)、低脂奶、鲜奶、低脂乳酪(不加糖)、全麦面包及燕麦等；少吃高血糖生成指数类食物，如速食米饭、膨化米、膨化小麦、精粉面包、粟米片、饼干、甜玉米、糯米、小米、白米饭、雪糕、冰激凌、西瓜、菠萝、猕猴桃、香蕉及葡萄等。还可吃些肉桂、洋葱、苦荞麦等有辅助降血糖功效的食物。另外，要补足维生素D、钙与钾，如多晒太阳，增加黄绿色蔬菜、豆类等食物的摄入。

5.肝病。适当多摄取蛋白质，尤其是动物蛋白质，如牛奶、鸡蛋、瘦肉及鱼。多摄取硒元素(硒被誉为“肝细胞的保护神”)，如动物心、动物肝、芦笋、洋葱、大蒜、莴苣、大白菜及蘑菇等。维生素也很重要，如维生素C、维生素B(包括维生素B_1、维生素B_2、维生素B_6和维生素B_{12})、维生素K及维生素E等，故新鲜蔬果、植物油等也不可少。另外，来点食疗也有益处，如归（当归）参（人参）炖母鸡、香菇蜂蜜水、番茄牛肉片、冬瓜粥及茯苓鳖枣汤等，可酌情选用。

6. 痛风。减少摄取嘌呤含量高的食物，如海鲜、动物内脏、啤酒、豆制品及蘑菇等；多摄取低嘌呤或无嘌呤食物，如玉米、馒头、面条、通心粉、苏打饼干、卷心菜、胡萝卜、芹菜、黄瓜、茄子、甘蓝、莴苣、南瓜、番茄、萝卜、山芋、土豆、泡菜、咸菜、龙眼、蛋类、牛奶、炼乳、麦乳精、水果及干果等。多喝水，使每昼夜时尿量保持在1500～2000毫升，促进尿酸排出。喝水以白开水为主，苏打水、淡茶水亦佳，不饮浓茶与饮料。减少食盐的摄入量，每天限制在2～5克。烹调方法多用烩、煮、熬、蒸等，少用煎、炸等方式。

澄清几个传言

不容讳言，种种传言给“病号饭”蒙上了消极的阴影，急待澄清。

传言一：“病号饭”越清淡越好。“病号饭”是否该清淡要具体分析，诸如高血压、高脂血症、糖尿病、冠心病、心脏介入手术及动脉硬化症等疾病的患者，的确需要少盐、少油、少肉的清淡饮食，但其他疾患患者却要例外，不仅不能清淡，还需要加大营养素（尤其是蛋白质）的摄入。如烧伤、骨折、肝病、结核病等患者，应该比平时吃得更好、更优质，方能使患者恢复得更快。具体吃法应请营养科医师拟订方案。

传言二：汤最补人。民间喜欢给患者炖骨头汤、鸡汤及牛尾汤，认为汤最补人。可实际上，蛋白质汤中仅有少量成分是患者最需要的能量，而脂肪倒是不少，大量养分还是在食材之中。就

说骨头汤吧，把 500 克骨头煮成汤，也仅含有 180 毫克钙，远远不能满足一个成年人每天需要的 800 毫克钙的需求，总的营养价值不及牛奶的 1/10。骨头汤里含量最多的却是脂肪，而且还多是饱和脂肪酸，不容易被消化，非常不适合术后或危重患者虚弱的胃肠道。因此，即使病情只允许患者吃液体食物，骨头汤也非首选，而牛奶、鸡蛋汤及豆浆等则要更好些。

传言三：保健品胜过肉、蛋、奶。一些人迷信海参、燕窝、虫草等保健品，但这些在医生眼里远不如肉、蛋、奶等高蛋白食物有营养价值，至于高血压、发烧及肿瘤等患者尤其忌讳乱吃保健品，否则会使病情恶化。保健品吃或不吃，何时吃，吃多少，吃多久，应向医生咨询，以免弄巧成拙。

传言四：水果优于蔬菜。就营养价值而言，恰恰相反，水果普遍逊于蔬菜。以维生素 C 为例，100 克苹果中含有维生素 C 4 毫克，而等量小白菜中的维生素 C 含量高达 28 毫克，相当于苹果的 7 倍。更重要的是，有些患者吃水果有“忌口”，如冠心病、高脂血症患者最好别吃含水分多的西瓜，以免增加心脏负担；糖尿病患者别吃含有大量果糖的苹果、梨及香蕉等，以免促使血糖骤升。因此，盲目给患者吃水果，不仅无益于营养补给，还可能影响病情。

Part 2 工作，压力

"压力山大"

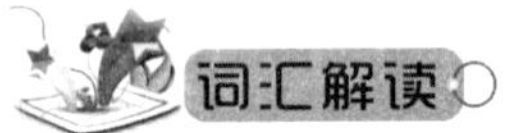

"压力山大"是压力一词的戏称。所谓压力，指人的精神遭遇外界影响而造成的心理紧张或者沉重感，表现为面色萎靡、内心沉重甚至痛苦不堪，并出现呼吸、心跳加快以及出汗等生理改变。

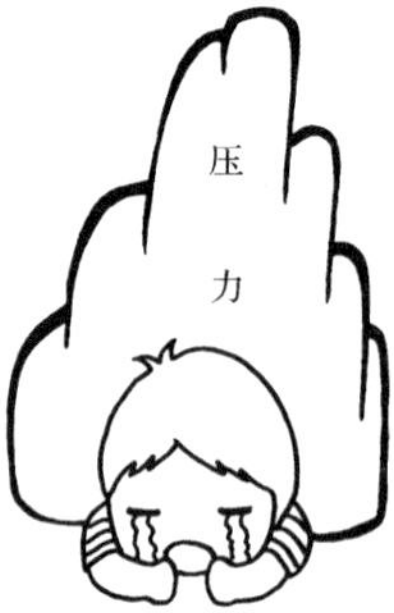

压力

在竞争日益加剧的今天，压力已成为影响国人的"头号健康问题"，有人甚至把它称为都市人面临的"最大疫症"。显然，如何正确地应对与化解压力，已成为自我保健的最大挑战。

压力知多少

中国人压力如何？有关机构经过 4 年的调查，归纳出了几个值得关注的特点。

一是压力种类多，高达 8500 多种，涉及社会环境、工作就业、个人成就、经济收入、人际关系、社会支持及家庭、住房、子女和个人生活等方方面面。

二是管理层级越高的人，其身心健康水平越低。按照压力

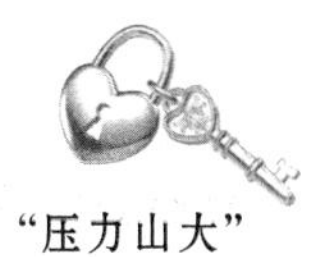

分数，从高到低依次为管理高层(80分)、管理中层(75分)、教职员工(75分)、一般管理技术人员(72分)、医务工作者(68分)、社区人员(68分)、下岗人员(68分)、矿工(60分)及一般企业工人(59分)。

三是20～30岁的人群压力最高，压力均值为71分。其他年龄段的压力均值依次是：31～40岁为67分，41～50岁为66分，51～60岁为68分。为何20～30岁年轻人的压力成了各年龄段之首呢？可能因为这些人一走上工作岗位就处于激烈竞争的环境中，除面临工作的压力外，还有婚姻、买房、子女抚养与管教、社会交往等诸多压力，加上他们初出茅庐，缺乏社会经验，应对能力不足，故而承受的压力也相对更大。

压力是身心健康的天敌

一个人长时间地承受较大的压力，会对身心产生消极影响。如：生理方面可出现疲倦、乏力、心跳快、疼痛(包括头痛、胸痛、腰背痛)、食欲差、消化不良、口干、多汗及皮肤病等症状；情绪方面往往出现愤怒、发无名火、抑郁、缺乏自信心、精神不集中、记忆力差及犹豫不决等症候；行为方面则有失眠、嗜睡、嗜烟、贪杯及性冷淡等异常。

严重者还会招惹各类疾病(包括传染病)，甚至增加患上癌症的概率。据德国海德堡大学专家研究发现，人处在压力状态下，血液中一种称为肾上腺素的荷尔蒙浓度会升高，进而影响血管正常的功能；同时，压力还会激发人体细胞内一种特殊蛋白质“NF-κB”的活性，这种蛋白质在一些慢性病症及人体衰老中扮演着重要角色。科学家们认定，压力造成的荷尔蒙与蛋白质变化可引起链式反应，并导致细胞核中的分子变化，疾病便由此缠身。

一位叫作科恩的美国心理学家经过10年的研究，发现至少有10种病症与压力有关。

1. 抑郁。大约1/4压力大的人可出现抑郁症状，如哭泣、悲伤、失望、活动能力减退、思维与认知功能迟缓等。

2. 肥胖。压力大的人身体会分泌出一种促进脂肪细胞膨胀的神经肽，导致脂肪堆积而发福。

3. 阿尔茨海默病（俗称"老年痴呆症"）。老年人压力大，罹患阿尔茨海默病的概率比其他人高50%。

4. 频繁感染。长期压力会破坏人的免疫力，使抗病能力降低，容易频繁遭受感冒或流感病毒的袭击。

5. 乳腺癌。女性压力大，可增加患乳腺癌的风险。乳腺癌患者压力大可加快癌细胞的扩散速度，促进病情恶化。

6. 失眠。压力大的人睡得少，睡眠缺乏规律。

7. 心脏病。高压力下的人患心脏病的风险增加50%。女性受害尤其大，乃因处于压力之下的女性比男性更易出现血小板聚集增加，甚至形成血栓，迫使流向心脏的血量减少，造成心肌缺血，从而诱发或加重心脏病发作。

8. 荨麻疹。压力大的人易发荨麻疹且病情较严重。

9. 生育能力下降。压力过大可减少精子或卵子数量，降低生育概率。

10. 脑卒中。压力大的中老年人患脑卒中的概率比常人高出1倍多。

短暂压力也有好处

任何事物都具有两面性，压力也不例外。持续较大的压力固然是健康的天敌，但短暂的压力却可给人带来益处。科学家

们将其归纳为5点。

1.压力让生活更有希望。匈牙利专家提出"良性应激"概念,认为短暂的压力能让人体会到成就感等积极感情,谓之"良性压力",如结婚和晋升,使您在感到紧张和有点害怕的同时,产生兴奋、激动的感觉,从而给生活带来意义和希望。

2.压力能激发创意。美国专家认为,短期压力能让人把注意力集中在现实情境中,排除外界干扰,更愿意尝试新事物,表达具有创意的想法。

3.压力让人更积极。德国学者通过试验发现,压力能让人表现出更积极的行为,更容易信任别人,办事更可靠,更愿意共享资源。

4.压力让人头脑清醒。美国学者最新研究发现,短期压力会导致压力激素水平剧增,相当于在大脑中"点亮一盏灯",让人能更清晰地思考问题。

5.压力让人更敏锐。英国科学家们认为,短期压力给人们提供了处理紧急情况所需的体力和精力,如在开车或参加面试时,压力能让人更机警、敏锐,使得成功率得以提高。

化解压力的招数

不难明白,除"良性压力"外,其余的压力都是健康的杀手,需要我们积极地去面对,并巧加化解。那么又该如何化解呢?以下招数可助您一臂之力。

1.调整饮食。如食用麦片、黑巧克力(能使大脑产生血清胺,促使心情放松)、脱脂牛奶(富含钙,能减少肌肉痉挛,舒缓压力)、橘子(富含维生素C,可帮助缓解压力)、菠菜(富含镁元素,有平复情绪的作用)、开心果、胡桃(能够降低血压,减轻心脏负担)、鳄梨(降低狂躁情绪)、瓜子(含有丰富的不饱和脂肪酸以及锌元素)、香蕉(含有一种特殊物质,能帮助人脑产生5-羟色胺,促使人的心境变得安宁、快乐)、巧克力(含有特殊化学物质因多芬、苯乙胺等,可使人产生如同恋爱时的心情,继而平稳心态,特别适合于失恋者)等。

2. 合理运动。运动可以让身体产生腓肽效应。腓肽是身体的一种激素,能愉悦神经,称作"快乐因子"。如练习瑜伽(每周3次,每次1小时,可以提高体内神经传递物质的水平,缓解焦虑,增加自信)、普拉提(每周练习3次,每次1小时,可明显改善睡眠)、自行车(每周中速或慢速骑车3次,每次15分钟,可增添能量)、打太极拳(每天练习20分钟,减压效果最佳)等。

3. 欣赏音乐。当您处于压力状态时,音乐可为您效力。适宜的音乐旋律可激发人体产生更多的内啡肽。这是一种极具镇静作用的荷尔蒙,能迅速稳定心态。纽约心理治疗专家费希尔为此开出的音乐"处方"是:先听与您当时心情相似的旋律,然后逐渐调整到您希望获得的那种心情上去。例如先听3～4个较为激昂的乐段,再换上柔和舒缓的乐曲。

4. 园艺作业。假若您的住处有花园草地,那么种花栽草可以放松心情。如没有多余的精力,浇浇水、锄锄草也行。即使没有花园草地,在阳台上弄弄小盆景也可以。

5. 阅读书报。其既能消除紧张,又可增加知识与乐趣,可以使一个人在潜移默化中逐渐变得心胸开阔、不惧压力。

6. 饲养宠物。一项心理学试验显示,当精神紧张的人观赏自养的金鱼或热带鱼在鱼缸中姿势优雅地"翩翩起舞"时,往往会无意识地进入"荣辱皆忘"的境界,心中的压力也大为减轻。

日本东京一家电脑公司的老板为消除雇员的紧张情绪，每个月花2500美元请人定时牵来憨态可掬的牧羊犬，让公司雇员放下手中的工作来逗弄牧羊犬，从而缓解因工作紧张而带来的精神压力。

7.笑口常开。美国斯坦福医学院的精神病学专家们认为，人在大笑时，心、肝、肺等脏器以及脊柱、胳膊和面部肌肉都得到了锻炼，血压、心率和肌张力降低，心情得以放松。据测试，大笑5分钟的放松效果与休息半小时差不多。

8.做深呼吸。人在焦虑时往往心跳加快，呼吸短而急促，若将呼吸节奏有意放慢，则可立刻镇静下来。具体的做法是：用鼻子深深吸入空气，使胸廓扩张，然后缓缓呼出，并默念“放松”，类似于气功中的静坐法。工作之余抽出5～10分钟做1～2遍即可。

9.洗温水浴。研究表明，水温为38.5℃左右的温水浴最能使人放松。华盛顿大学一位临床医生指出，温水浴因可加速血液循环和放松肌肉而使人放松。

10.闻香。香气能通过嗅觉神经，刺激或安抚人类大脑边缘系统的神经细胞，对舒缓神经紧张和心情压力很有效果。这特别适合女性，因为女性天生对香味敏感。如疲劳时闻闻橘子，失眠时闻闻薰衣草，记忆力下降时闻闻迷迭香等。

11.看影视节目。英国专家们建议，人们感到工作有压力，是源于他们对工作的责任感，此时他们需要的是鼓励，是打起精神。与其通过放松技巧来克服压力，倒不如激励自己去面对充满压力的情况，如看一场恐怖电影。美国学者通过试验发现，动画片在缓解精神压力方面具有神奇的功效，可爱的卡通形象可激起人脑海中美好的回忆，并产生愉快感；而且人的大脑更愿意接受简单、单纯的信息，而卡通形象大多线条简单、色彩明快，易被大脑所接受。

12. 日光浴。缺少光照会让人感到疲倦、情绪低落，而自然光照能让人精神愉悦、心情放松。当您感到工作紧张或者劳累时，不妨走到窗前，沐浴几分钟阳光，可以使体温升高，激素分泌增加，让人精神振作。

13. 做好3个"2分钟"。美国心理学家胡佛博士建议哼唱2分钟儿时的歌；卡罗尔建议想2分钟生活中的小事，如想一想芳香的肥皂、路边繁盛的花朵；奥尔洛夫建议挤出2分钟来，让自己完全沉静下来，如不接打电话、不查收电子邮件、不与周围人说话等。这些都能起到减压的作用。

猝　死

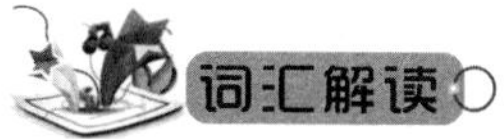

猝死指的是平时看起来健康或病情已基本恢复或稳定的人，突然发生出人意料的死亡，大多数发生在急性发病后的1小时内，最长不超过6小时。

对于死亡，我们不足为怪，但猝死所产生的冲击波却非同寻常，来自医院的信息显示，我国每年有50多万猝死者，平均每天达到1500例，猝死范围也由中老年人群向中青年人群“蔓延”。看来，了解有关知识，强化防范意识与措施，刻不容缓。

7种人离猝死最近

医学专家们分析了近年来众多猝死的病例后发现，有7种人离猝死最近。

1.白领族，首推广告、媒体、网络以及IT等从业人员。北京某公司员工李某猝死时，年仅24岁；郑州记者刘某28岁时，突然死亡；某软件公司一位男员工连续加班一周，趴在办公室桌子上休息再也没醒过来……白领们每天不断地奔波、加班甚至熬夜，几乎是“全天候工作状态”，造成白领们长时间过劳而致使生命透支。

2.医护人员。广东脑外科医生郭某44岁时猝死；安徽骨科医生王某猝死时还不到35岁。白衣天使们常常是白天夜班连轴转、门诊一坐大半天、手术台上忘时间……特殊的职业使命要求他们不能有丝毫“差错”，致使他们精神紧张、用脑过度、严重睡眠不足。

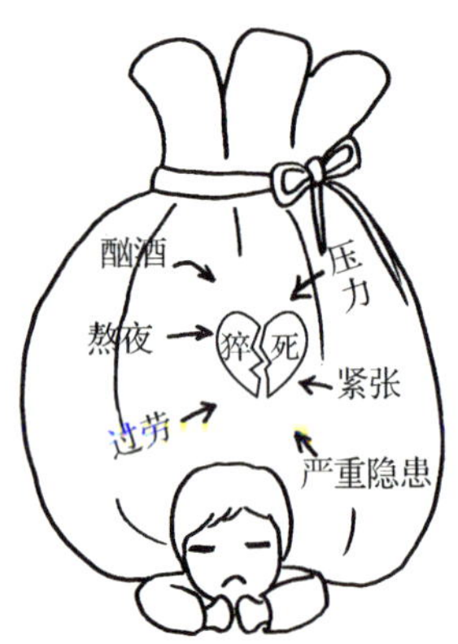

3. 警察。某市仅半个月时间就有两位治安警察猝死：一位猝死于办公室，年仅 34 岁；另一位倒在了执行公务途中，年仅 32 岁。有关部门调查显示，治安警察平均每日工作 12 小时，工作忙，压力大，甚至需要靠抽烟来提神醒脑。

4. 基层工人，尤其是从事制造业者。河南工人马某猝死时才 19 岁；工人陈某 23 岁，在洗澡时猝死……枯燥压抑的工作环境、重复呆板的机械化动作、沉重的经济压力，使他们的寿命大大缩短。

5. 莘莘学子。华东政法大学大一学生殷某在晚上锻炼时，突然倒在跑道上与世长辞；西安交通大学大二学生张某在上体育课时，突然死亡……一项调查显示，近半数的大学生平时埋头上网、打游戏，期末考试前熬夜冲刺，饮食不规律，运动少。这些都成了置学子们于死地的主要原因。

6. 演艺明星。在明星光环的背后，不少演艺人士喊累，他们依靠药物来维持睡眠，成天都在打拼。

7. 运动员。中国男排选手朱某刚过完 30 岁生日，翌日猝死；34 岁的环法自行车大赛冠军猝死……在美国，每 3 天就有一名年轻运动员猝死，更快、更高、更强的超负荷运动夺走了他们年轻的生命。

猝死源于严重隐患

一个活生生的人，怎么说没就没了呢？这当然绝非空穴来

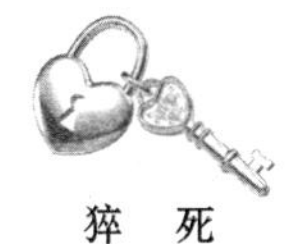

风。诚然，过劳、紧张、压力大等因素也是促死的原因，但它们扮演的毕竟只是导火线的角色，根本原因还在于体内存在严重的隐患。

首推心脏病。因心脏原因而致命者约占猝死总人数的80%以上，在医学上谓之“心脏性猝死”。时间长者，在起病后1小时内丧生，时间短者仅数分钟便撒手人间。这些人貌似健康，其实患有某种心脏病变，如隐性冠心病等，只不过因缺乏自觉症状而疏忽了。当紧张、劳累或压力大时，心脏不堪负荷，骤然发生心律失常（如心室颤动、心搏骤停）而致命。

其次是脑血管病。其包括血管破裂、血管内血栓形成或栓塞等，前者为脑出血，俗称“脑溢血”；后者为脑梗死。此类病变引起的猝死较心脏病所引起的时间稍长一些，从发病到死亡可达数小时甚至1天。因此，只要警惕性高，尚有可能赢得救治的机会。相比较而言，脑出血尤其是出血量多、出血速度快并累及重要生命中枢者，更易发生猝死。

再次是肺部疾病。如某著名歌星因哮喘病发作而死亡，这在医学上被称为“肺性猝死”。除哮喘外，还有慢性支气管炎、肺气肿等肺部疾病皆可诱发猝死，而且多在夜间发作。有关专家观察了7000多例哮喘患者，64%的患者每周有两次夜间发作，74%的患者每周有一次夜间发作。这与夜间呼吸道的反应性及迷走神经的兴奋性增高、睡眠状态及仰卧体位影响呼吸功能的正常发挥以及昼夜生理节律的改变和体内激素水平的波动有关。

其他，如药物、酗酒、运动也可诱发猝死。以药物为例，既治病又致病，如同一把双刃剑，青霉素过敏引起猝死就是一个典型

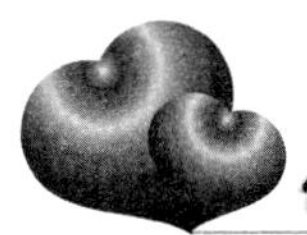

例子，此外还有氯丙嗪、奎尼丁、异丙肾上腺素、氯喹等。再说酗酒，据日本研究人员披露，东京市某一天内共猝死70余人，34%有酗酒史，其中嗜酒成性者约占18%。酗酒导致猝死的原因有三个：①因为过量酒精导致中枢神经麻痹，进而引发由中枢神经控制的呼吸停止；②因为醉酒后深度昏迷，呕吐时无意识地把食物吐出来，导致食物堵塞气道，窒息而死；③因为空腹饮酒可使体内血糖值降低，酒后呕吐诱发身体脱水，加上身体器官的老化以及睡后受凉，共同“导演”了猝死的悲剧。至于运动，人们都知道“生命在于运动”的名言，却不知过分激烈的运动也可置人于死地。美国医学专家曾对103名因运动而猝死的人进行了专门调查，发现运动者本身存在的健康隐患是导致猝死的主要祸根（如患有马凡氏综合征）；再者运动时，血液中肾上腺素的浓度急剧上升（可上升至运动前的数倍）。高浓度的荷尔蒙像一股浪潮强烈冲击着心脏，导致严重的心律失常而使人死亡。另外，运动前及运动时的恶劣情绪也扮演了“帮凶”的角色。

最后是性猝死。其多见于两种情况：一种是偷情者，另一种是“小别胜新婚”者。关于第一种情况，日本的某项资料颇能说明问题，在184名男性猝死者中，106名为婚外性者。究其原因，在于婚外情者常怕被人发现，而“怕”易导致精神过度紧张，不良的情绪可使神经内分泌系统功能紊乱，自主神经平衡严重失调，使心跳加快、血压上升。如本身又有疾患，则更易导致猝死。另一种情况则是两地分居的夫妻久别重逢，特别是长途跋涉归来所致身体过于疲劳的情况下，所谓“小别胜新婚”，由于情感过分激动，性兴奋过度而致心律失常，造成突然丧命。

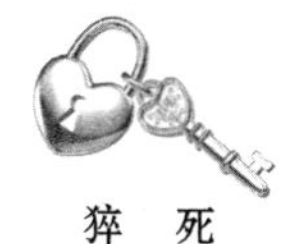

逃离猝死有招

如何逃离猝死的阴影呢？医学专家提出了如下应对策略。

1.定期体检，排查隐患。通过体检以了解自身有无心脏、脑血管疾病以及肺部疾病等；如有，则须规范自己的事业与生活，并积极治疗。以心脑血管疾病患者为例，应定期看医生，避免反复感冒、劳累与紧张；并留意猝死的“魔鬼时刻”，即每年的 11 月到翌年的 3 月，每天上午的6—9时是发生心脏猝死的高峰阶段。饮食以“低盐、低脂、低糖、多纤维、高蛋白”为原则，控制体重，戒烟限酒，避免不当的剧烈运动，随身携带硝酸甘油、硝酸异山梨酯、速效救心丸等药物备用。

2.按生物钟作息，劳逸结合，尽量避开激动、紧张、过劳等高危因素。美国一家健康杂志建议，给自己定个相对规律的作息安排，如早餐补充鸡蛋、牛奶，中午小睡半小时，下午吃点零食、外出走一圈，晚上 12 点之前关闭电脑休息等，将疲劳与压力分散开来。

3.把握好运动强度。刚才说过，体育明星离猝死最近，但普通人也同样面临威胁。据美国统计，约 25％的猝死者是普通百姓。因此，凡是上运动场的中老年人以及青少年，都要绷紧防范“运动性猝死”这根弦。防范的关键是根据自身特质来确定运动项目与强度，不可勉为其难。患有心脑血管疾病或其他严重疾病的人群，在体育锻炼方面应该主动接受医生的指导。

4.医学专家敲响警钟：所有酗酒者都有面临猝死的风险。故最好不饮酒，要饮则尽量选择含酒精量少的果酒，如葡萄酒等，且须限量，每天控制在 1～2 小杯。

5.用药请按医生处方。不可自行到药店购买及自行服用非处方药，尤其是上述的青霉素、氯丙嗪、奎尼丁等“危险药物”。

有心脏、肝脏、肾脏功能不良的中老年人，更要慎之又慎，防止药物性猝死。

6. 性生活要适度。根据夫妇双方年龄、精力来安排性生活，避免次数过频、动作过猛、时间过久。在疲劳时、饱食后、饮酒后、饮咖啡后或大量吸烟后，避免房事，心血管疾病患者必须节欲，心肌梗死患者在康复后至少 3 个月后才能过性生活。加强道德修养，杜绝婚外性行为和一夜情。

7. 留意猝死的细微信号。典型症状有心悸、胸闷、胸痛、头痛、眩晕、呕吐等，不典型症状如胃疼、背疼，牙痛等，有这些症状要及时就医。

8. 抓住抢救的黄金时间。一旦发生猝死，急救的黄金时间是在发病 10 分钟内。最好的办法是进行除颤或心肺复苏，但这需要在医院进行。如果发生在医院外，本人清醒者应向周围人呼救，同时猛烈咳嗽几下，或用一只手握成空心拳头，在胸前区偏左的位置迅速叩击；如本人已昏迷，周围人可立即做口对口人工呼吸及胸外心脏按压，同时拨打急救电话，向医院求救。

疲　劳

词汇解读

疲劳，又称为疲乏，是人在主观意识层面出现的一种疲乏无力的不适感觉，并可在同等条件下，使人失去其原有的正常活动或工作能力。

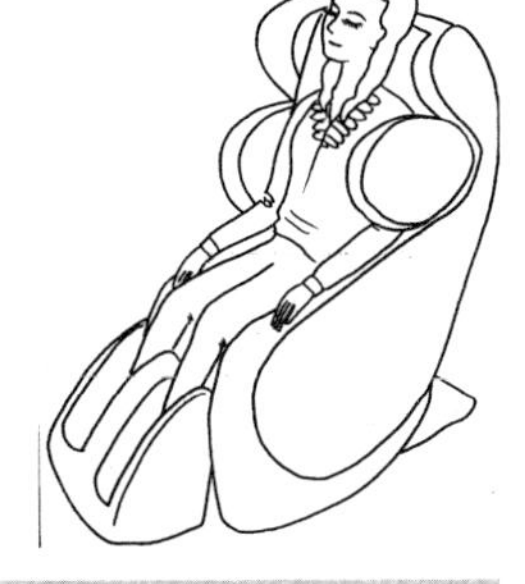

现代社会竞争日趋激烈，身在职场的白领族尤感压力巨大，以致疲劳感不时缠身，很想找到化解的方法。别急，待笔者一一道来。

比比看，疲劳吗？

有时看起来神采奕奕，其实身体已处于“罢工”状态。比比看，您是否存在以下这些情况？如果有，说明您累了。

* 步行 15 分钟就感觉疲惫，想坐下休息。

* 腰部经常酸痛。在旁人眼里，您经常弯腰驼背、身姿不正。

* 上下楼梯感觉膝关节或踝关节疼痛。

* 头发明显比过去枯燥，掉发增多。

* 指甲易开裂，无光泽。

* 牙齿的齿缝变宽，易塞牙，或刷牙时经常出血。

* 皮肤失去光泽和弹性，即使注意保湿，依然起皮脱屑。

只要符合上述两项或两项以上，就表明身体已经开始疲劳，该采取必要的化解措施了。

多安排抗氧化与抗糖化食材

人之所以会出现上述疲劳现象，主要在于人体的氧化和糖化反应。一般说来，一个人一过20岁，代谢就开始变得缓慢，糖分经过化学反应所产生的物质会让蛋白质变质，进而削弱体质，加速衰老。因此，一些抗氧化及抗糖化食材便成了“护身武器”。

举例：在吃主食之前，先吃一些升糖指数低的食物，如糙米、荞麦、海藻及菌类等，其膳食纤维含量丰富，有助于抑制糖分吸收，预防餐后血糖值上升。同时，富含茄红素的番茄、富含胡萝卜素的胡萝卜、富含花青素的虾和鲑鱼等都有抗氧化作用，同样值得推荐。另外，富含胶原蛋白的鸡肉和猪骨等，有助于滋润，并保护肌肉、骨骼、关节、头发、指甲、牙齿及皮肤等器官组织，预防过早出现疲劳。

快速补充能量

人体过度消耗能量是产生疲劳感的又一原因，以下几招可为您快速补充能量，减轻或化解疲劳。

1. 多吃谷类，少吃甜食。要保持身体的能量充足，维持血糖平衡。谷类与甜食都有此功能。然而，甜食虽然一被摄入就能补充能量，但能量维持时间很短暂，人很快就会感觉能量消失了；谷类则不同，它能使能量的补充更加持续和平稳，不会让人有疲惫感。

2. 增加镁元素的摄入。人体内超过300种生物化学反应需要镁元素的“援手”，包括将葡萄糖转化为能量等。女性每天需镁元素300毫克，男性则更多些，每天需要350毫克。故疲惫时，不妨吃些杏仁、榛子、鱼(特别是大比目鱼)等富含镁元素的食品。

3. 吃点小点心。如涂有花生酱的全麦饼干、酸奶与杏仁等坚果，含有丰富的蛋白质、有益脂肪和膳食纤维，既能补充能量，对健康也有帮助。

4.多喝水。人体轻微缺水也会使人产生疲惫感,甚至将“渴了”误认为“饿了”。此时,补充一大杯水可谓“雪中送炭”,让人的情况迅速好转。也可用低脂无咖啡因的拿铁咖啡来代替速溶咖啡。拿铁咖啡中的牛奶不但能补充能量,还可提供丰富的钙质,达到壮骨的效果。

5.散步。您一定认为运动是消耗能量的,怎么在疲劳时还去运动呢?因为锻炼身体,特别是散步,能够给身体补充能量。美国一位叫作罗伯特的医学博士研究发现,快步走 10 分钟即能够补充能量,其效果可持续 2 个小时。每天散步 10 分钟,持续 3 个星期,不仅能提升整体能量的水平,还可让人有一份愉快的心情。

6.好好睡一觉。由于信息量超载,大脑得不到休息也容易让人疲惫,谓之“脑力型疲劳”。心理学家研究发现,此时打个盹,或好好睡上半小时到 1 小时,不但不会忘记刚刚获得的信息,反而会将知识记得更牢,同时身体也得到了休息,可谓一举两得。

7.减少压力。别忽视心理压力对体能的消耗,如有时您会觉得没做什么事却仍很疲惫,这很可能是担忧、紧张等心理压力消耗了您的能量所致。此时,不妨听听音乐,和朋友通个电话,或是看看浪漫的影视剧,欣赏一段相声或小品,将压力化解,也就等于补充了能量,精神往往会为之一振。

早晨淋浴,晚上泡澡

不知您是否有这样的体验,一天劳累之后好好洗个澡,比回家倒头就睡更能解乏。如早晨起床后,来一次淋浴,可以唤醒身心,使人精神饱满地投入工作和学习中去;晚上睡前 1～2 个小时泡个澡,能加速血液循环,提高体内新陈代谢,让人精力充沛。

如何洗澡也是大有讲究的。一般水温以 40℃ 为佳,与人体的体温接近，人体因此消除疲劳的效果最好。如果水温过高，则人体因此消耗的热量多，那么反而会让人更难受；如果水温过低，则人体血管收缩，也不易消除疲惫(夏季三伏天可以适当调低水温，使其不低于35℃即可)。每次洗浴持续15分钟即可，时间太久反而会让人觉得浑身无力。有研究显示，洗澡15分钟后，人体内的乳酸浓度(疲劳与血液中的乳酸浓度有关)就可以恢复到正常水平，疲劳感即可被消除。

在洗澡过程中，您可以做一些保健活动，如搓脸、揉肚了、深吸气等。搓脸速度以每秒1次为宜，双手覆盖在面部，上下连搓3～5次，再用温水冲，总共做3分钟。揉肚子则是用手掌在腹部按顺时针方向揉搓，同时用鼻子吸气，让腹部鼓起，然后气经口呼出，可以促进胃液分泌，改善因疲乏导致的食欲不振等现象。

没有条件泡澡者，可调大淋浴水流，利用水柱的力量拍打身体，放松肌肉。

提醒读者，洗澡的一些错误行为会让人越洗越累。如：用力搓擦身体，会消耗大量体力；门窗紧闭，不注意通风，容易导致缺氧；酒后洗澡，血糖得不到及时补充，容易产生头晕、眼花、全身无力等症状，严重时还可能出现低血糖昏迷；每天洗澡次数过多，对皮肤不利，即使在炎热的夏季，每天最好也不要超过2次。

查查病

对于反复、持续或较重的疲劳感，经上述措施难以缓解者，应及时去医院就诊(查病)。不少疾病是以疲劳感为首发症状的，如甲状腺功能障碍(亢进或减低)、贫血等。甲状腺功能障碍多见于女性，尤其是女性处于分娩后或绝经期；贫血则在男女中均易发生。一旦查出疾病，应遵从医嘱治疗，直至痊愈。

慢性疼痛

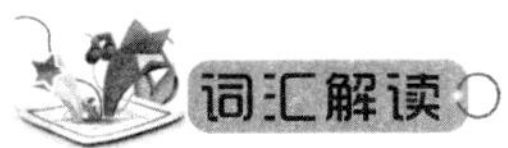

慢性疼痛是指持续一个月以上的疼痛感觉。据统计，国内的慢性疼痛患者数量可达1亿以上。

这疼那痛，没什么大不了的，忍一忍就过去了——这已经成了大众，尤其是中老年人应对疼痛的“座右铭”。其实这是不对的，您看完本文就会“觉今是而昨非”了。

小忍乱大谋——慢性疼痛是种病

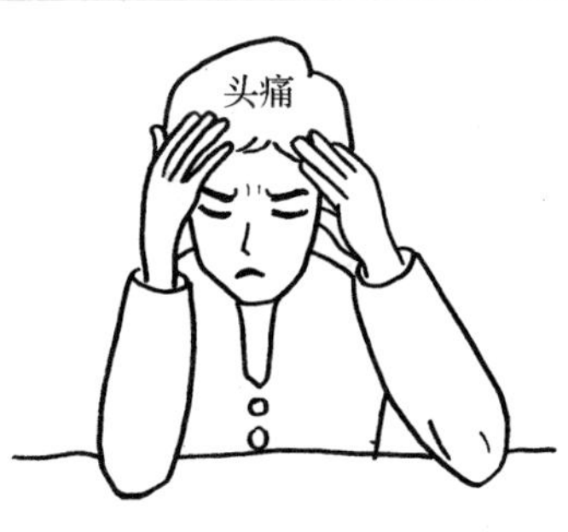

有句俗语“小不忍则乱大谋”，用来处理人际关系不失为明智之策，但若用于疼痛，就百分百地用错了。那么，何谓疼痛呢？世界卫生组织给它的定义是：疼痛是组织损伤或潜在组织损伤所引起的不愉快感觉与情感体验。疼痛包括急性疼痛和慢性疼痛两种。急性疼痛是人体受到创伤、手术以及突发性疾病等引起的不适感，如吃饭咬伤舌头、咽喉发炎、脚踝扭伤等；但像颈肩腰腿痛、偏头痛、三叉神经痛、带状疱疹后神经痛等，一般持续时间会超过1个月，甚至反复发作3个月以上，则属于慢性疼痛。

急性疼痛常常起因于急性损伤，对症使用药物即可获得缓解，不会过度引起人体生理改变。慢性疼痛就不那么简单了，往往是先前因人体软组织损伤而留下的一种病症，在医学上谓之“远伤病”。传统观念认为，慢性疼痛只是一种症状，不是病，如果病症好了，那么自然就不痛了。但在15年前的国际疼痛大会上，美、英等国的医学专家们率先提出了新观念：慢性疼痛是一种疾病。又经过长达5年多的观察与研究，急性疼痛是一种症状，而慢性疼痛则是一种病的观念终于在医学界达成了共识。慢性疼痛具有两大特点：一是普遍性；二是多发性。估计全球约有30亿人遭受着此病的折磨。

慢性疼痛是怎么形成的呢？医学专家们认为，当人体软组织遭受损伤后，小血管和毛细血管的血液外溢，潴留于周围组织之间，通过长时间的代谢，水分等物质被吸收，剩下的红细胞长期潴留并发生变化，刺激皮肤和其他组织上丰富、敏感的感受器而使身体出现疼痛感。另外，虽然软组织损伤造成的小血管和毛细血管损伤得到了修复，但部分修复后的血管仍然没有恢复正常功能，血管内潴留瘀血，影响周边组织的新陈代谢而致疼痛感加重。

就危害性而言，慢性疼痛丝毫不逊于急性疼痛，甚至有过之而无不及，如同身体内的“蛀虫”啃噬患者的身心健康。突出的危害性有以下几点。

1. 慢性疼痛可破坏患者的大脑功能，引起睡眠不安、抑郁、焦虑及食欲缺乏等问题。来自英国的研究证实，30%的慢性疼痛患者伴有抑郁症与焦虑症，60%的患者伴有睡眠障碍。

2. 长时间的疼痛导致患者生活习惯改变、生物钟紊乱，引起体内代谢障碍，出现血糖、血压升高等病理现象，进而导致心脑血管事件的发生率增高。

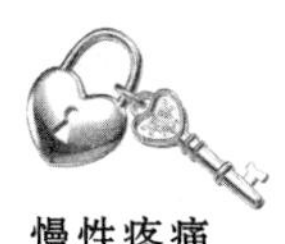

3.严重且顽固的疼痛可扭曲患者的人格，甚至使患者因无法忍受疼痛而选择自杀，成为一些人致病、致残、致死的原因之一。

4.长时间疼痛可给患者本人乃至社会与国家带来沉重的经济负担。有调查显示，英国因疼痛导致平均每周流失的生产时间为4.6小时；美国每年因疼痛导致生产时间流逝造成的损失达600多亿美元。

就我国而言，现在正向衰老型人口社会迈进，各种慢性疼痛的患者逐年增多，务必高度重视，不可走欧美国家的老路。

慢性疼痛黑名单

人体的多个部位可能遭到慢性疼痛的“偷袭”。常见的慢性疼痛有以下几种。

1.头痛：多见于偏头痛、紧张性头痛等。

2.颈肩痛和腰腿痛：多见于颈椎病、颈肌筋膜炎、肩周炎、腰椎间盘突出症、腰椎骨质增生症、腰背肌筋膜炎、腰肌劳损等。

3.四肢慢性损伤性疾病所致的疼痛：多见于滑囊炎、狭窄性腱鞘炎(如弹响指)、腱鞘囊肿、肱骨外上髁炎(网球肘)等。

4.神经痛：多见于三叉神经痛、肋间神经痛、灼性神经痛、幻肢痛、带状疱疹及后遗神经痛等。

5.周围血管疾病所致的疼痛：多见于血栓闭塞性脉管炎、雷诺综合征等。

6.癌症疼痛。

7.心理性疼痛。祸起心理冲突，如紧张性疼痛(其表现为头痛、背痛、牙痛和腰痛，是一种解脱压力、摆脱窘境的心理转换方式的疼痛)、暗示性疼痛(女性多于男性，在性格内向或争强好胜者中尤易发生)、抑郁性疼痛(其早期多为头痛，以后可发展为背痛、腹痛或腰痛)、疑病性疼痛(患者说不清疼痛的部位与程度，多见于胆小、多虑、拘谨、感情脆弱者；或者身边有熟悉的人患过某种重病或因之去世，因而怀疑自己也被病魔缠身者；或者对医学知识半懂或不懂者)等。

正确应对疼痛

对于疼痛，既不应该，也不需要“忍字当头”。正确的应对之举如下。

1. 及时处理好急性疼痛。急性疼痛常伴有代谢、内分泌甚至免疫改变。及时处理不仅有助于疾病康复，而且还可大大降低慢性疼痛的发作概率。如果疾病所致的疼痛在急性期没有得到恰当的处理，延迟救治两个月左右，那么它就有可能因损伤神经而变成神经病理性疼痛，再治疗就困难了(缓解率仅为50%)。因此，面对各种“病痛”，除了治疗疾病外，还应尽早对疼痛进行处理，防止其进入慢性疼痛期。

2. 慢性疼痛患者也要及时找医生就诊，并向医生做出正确的描述。目的是让医生更好地了解患者自己的状况，以便尽快找到疼痛的原因，拟订正确的治疗方案。患者应该向接诊医生说清以下有关疼痛的几个问题。

(1)疼痛的初发因素与发病时间：如首次疼痛是在什么情况下发生的，到现在有多长时间了。

(2)疼痛的部位：指疼痛发生在头、颈、肩背、四肢、胸部、腹部、会阴或是其他部位；是在身体表面还是深部，如是头皮痛还是颅内痛，是腹壁痛还是腹内痛等。

(3)疼痛的性质：疼痛性质形形色色，有针刺痛、撕裂痛、爆

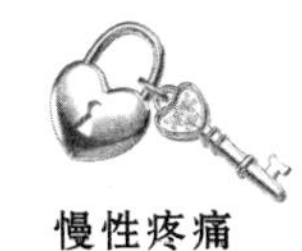

裂痛、枪击痛、刀剜痛、钻顶痛、跳痛、抽痛、电击痛、放射痛、压榨痛、束带痛、绞痛、酸胀痛、闷痛、拧痛、紧缩痛、灼热痛及冰冷痛等。描述疼痛比较接近哪一种或哪几种。

(4)疼痛的规律:是白天痛还是夜间痛,或者白天和夜间都痛;是活动时痛,还是休息安静时痛;按压疼痛部位是舒服些,还是更痛;热敷还是冷敷能减缓疼痛;疼痛呈持续性,还是间歇性发作;疼痛发作有无诱因等。

(5)有无并发症状:疼痛时,有无大汗淋漓、恶心呕吐、濒死感、精神紧张及恐惧等症状存在。

(6)以前的治疗情况:是否治疗过疼痛,治疗方法是什么以及有无效果等。

3.采用有效措施缓解或消除疼痛,如止痛药、理疗及微创技术等。

(1)使用止痛药:①解热消炎镇痛药,如阿司匹林、保泰松、布洛芬;②麻醉镇痛药,如吗啡、哌替啶、美沙酮、可待因,主要用于晚期癌痛的治疗;③催眠镇静药,如地西泮、艾司唑仑、咪达唑仑;④抗癫痫药,如苯妥英钠、卡马西平,用于三叉神经痛的治疗;⑤抗抑郁药,如丙咪嗪、阿米替林、多虑平等。关于止痛药,何时用,用多少,用多久,应向专科医生咨询。

(2)物理疗法(简称理疗):①电疗,如短波、超短波、微波等高频电疗或直流电离子导入、感应电疗法;②光疗,如近红外线疗法和远红外线疗法;③磁疗;④石蜡疗法等。理疗主要通过消炎、镇痛、解除局部肌肉痉挛、改善局部血液循环、软化瘢痕和兴奋神经肌肉等途径来减轻痛感。

(3)微创技术:如神经阻滞、体壁反馈、软组织松解、神经射

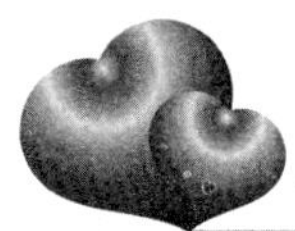

频消融、椎间盘减压、臭氧治疗、椎体成型、植入神经刺激器或镇痛泵、椎管内窥镜治疗等。

(4)康复治疗：通过激光、针灸、牵引、推拿、正骨及中药熏蒸等辅助方式，来巩固治疗效果。

4.把好饮食关。医学研究发现，某些特定的食物，如红酒和奶酪可加重疼痛，尤其是偏头痛。从三餐食谱中删除这些食物，有助于缓解疼痛。

5.适当运动。瑜伽等运动可促进人体释放出内啡肽。这是一种天然的止痛成分，可以减缓背部及关节炎所带来的疼痛，从而降低止痛药的使用剂量。

6.睡好觉。睡不好可加重疼痛，故保持良好的睡眠十分重要。在准备睡觉时，可将您的手放到腹部，做又深又慢的腹式呼吸，可缓解痛感。

7.放松心情是对付心理性疼痛的最好方法。以紧张性疼痛为例，其常可随着情绪的好转而缓解。方法是：紧张性疼痛患者坐在舒服的椅子上，两手放在扶手两边，头稍稍前倾；或者仰卧在床上，两手放在身体两侧，两脚稍稍张开，闭上眼睛，全身肌肉放松，排除一切杂念，达到舒缓紧张性疼痛的目的。疑病性疼痛患者应从正规途径获取正确的医学科普知识，如科普书、医院的讲座等，消除不必要的担心。抑郁性疼痛患者要主动向心理医生求助，千万别自己一个人憋着。另外，转移注意力，少去体验和强化不愉快的事情，学会自得其乐，多和亲朋好友聊天，亦有助于缓解心理性疼痛。

驾车族

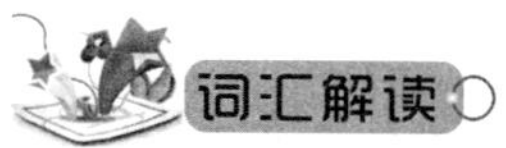

驾车族专指拥有私家车，自驾上下班或外出旅游的人群。

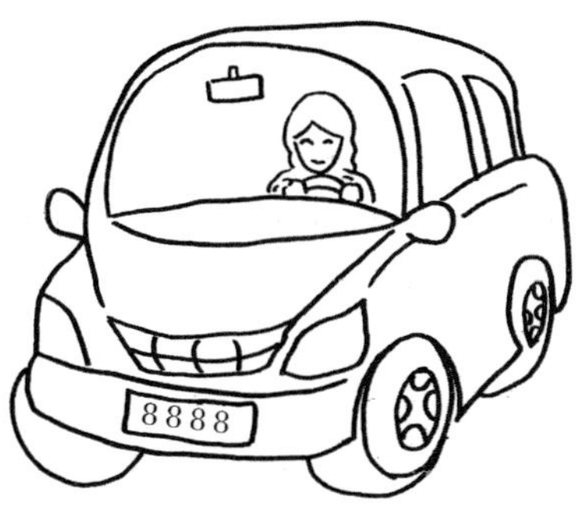

“结缘”疾病及防范对策

随便往大街上一瞧，肯定有很多私家汽车在视野里飞驰——男士女士们尽情享受着把握方向盘上下班的惬意与潇洒。然而，惬意与潇洒中又潜藏着危机，这就是驾车对健康的影响。一份最新调查显示，在北京、上海等一些大城市，人们平均每天在车上度过的时间长达4小时之久，很容易与以下疾病“结缘”。

1. 胃肠病。饭后散步等轻微活动，有助于人体调集血液到达胃肠道，帮助食物消化吸收。饭后开车则不同，因为开车需要集中精力，致使脑的需氧量增加，可令血液向脑部集中而使胃肠道供血相对减少，造成胃肠道功能呆滞。常年如此，易造成胃肠道功能紊乱而致疾患发生，诸如慢性胃炎、胃下垂、胃溃疡等。

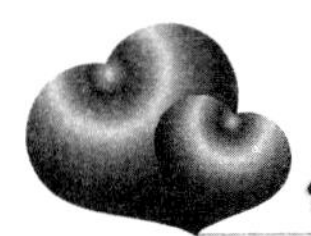

2.脂肪肝。时下，餐桌上的食物日渐丰盛，不乏高脂肪、高胆固醇食品。加上生活不规律，缺乏运动，致使脂肪肝的发病率大幅度上升。一份涉及4000多名31～60岁白领职员的疾病谱调查结果显示，脂肪肝的发病率高达12.9%，其中“驾车族”占了不小的比例。

3.心肺疾患。人在开车时需要注意力高度集中，尤其是要注意随时应对突发事件。这种紧张状态对于那些原本就有心脏疾病的人来说，等于是恶性刺激，时间一长，容易加重他们的病情。至于冬夏两季，为了避寒防暑，驾车时往往紧闭车窗，开启空调，加上一些人又有吸烟嗜好，致使狭窄车厢内的空气变得极其恶劣，氧含量下降，这就会使冠心病、慢性支气管炎的患者“雪上加霜”。

4.肥胖病。“驾车族”常常“以车代步”。这使得他们消耗能量的机会减少，发胖的概率升高。世界卫生组织已经明确宣布，肥胖就是一种病。

5.颈椎病。人在开车时若长时间保持面朝同一个方向的姿势，则容易导致颈部肌肉痉挛，使颈椎间关节无法保持正常位置，从而引发颈椎轻微错位，压迫神经，使得人出现头部、肩膀及上肢等部位的疼痛。

6.腰肌劳损。由于开车时要保持身体上半部分的直立姿势，致使腰部肌肉长时间处于同一种状态，造成腰部肌肉一边松弛而另一边负荷太重。负担过重的腰肌就容易发生劳损而引发疼痛。

7.手疾患。汽车在发动状态下不停地振动，驾驶者的身体特别是双手也跟着振动，手部的血管和肌肉容易发生痉挛，出现

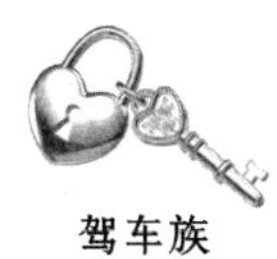

手痛、手麻、手凉等症状，严重的还可引起腕关节和指关节骨质增生。

8.眼病。驾驶者要时刻留意道路上的车辆和行人，如果挡风玻璃薄厚不均或污浊破损，那么时间一长会引起驾驶者的视觉疲劳，使驾驶者出现头晕、视线模糊、双眼肿痛等症候。

9.噪声性耳聋。每逢天气晴好，许多人打开车窗驾车，汽车发动机运转、喇叭和所载物体振动等产生的超过标准的噪声“乘虚而入”。人耳在噪声“轰击”下易产生损伤，产生噪声性耳聋。噪声性耳聋患者早期多表现为开车后出现听力下降，不开车时听力又会逐渐恢复。如果反复接触强噪声，那么就会导致听力明显受损，且不能完全恢复，造成双侧不可逆性耳聋。

10.前列腺炎。前列腺本来就是男人的一处“是非之地”，出事概率高。久坐会造成男性会阴部不透气，局部血液循环变差，致使前列腺代谢产物堆积，引起慢性充血，更易形成前列腺炎（在医学上称为“无菌性前列腺炎”）。

11.妇科病。长时间驾车，女性会阴部置于潮湿状态下，各种病菌便有了可乘之机。细菌大量繁殖并侵害身体，诱发或加重阴道炎等妇科病和尿道感染等泌尿系统疾病。另外，强烈的振动长期刺激人体，可使人体自主神经功能发生紊乱，出现恶心、失眠、月经失调、痛经、流产及子宫脱垂等病症，这在医学上通称为“振动病”。

12.性疲劳。驾驶者坐在汽车的软椅上，臀部深陷其中，阴囊受到挤压，致使静脉回流不畅，阴部血液的微循环受阻，进而导致男性精索静脉曲张、睾丸下坠，代谢产物不能及时排泄，睾酮分泌减少，性欲与性能力均下降。一份调查资料证实了这一点，久坐男人的阳痿发生率比勤于步行者的高出50%。

防范对策：汽车是现代文明的产物，不能因其有一些弊端而不用。不妨针对上述隐患，采用有效防范的策略而予以化解。

记住“运动是健康的引擎”。驾车族应借助于体育锻炼，将开车而损失的运动时间“夺”回来。每天坚持做操，平时多步行。驾车族若是不得已需要长时间驾车，最好每隔两小时停车休息15分钟，下车活动一下脊柱，做做下蹲和颈部运动，伸展四肢，转转腰。此外，还要做眼部放松运动。最简单的方法是：选择两个参照物，一远一近，将目光交替投向这两个物体，做几分钟就可以了。

汽油与尾气之害及防范对策

当空气中汽油蒸气的含量超过一定比例时，就会影响人体的机能，使人出现头疼、头晕、全身乏力、呕吐等症状。如果长时间处于这种环境中，就会导致人体的记忆力下降、睡眠不安、食欲不振，或诱发并加重心、肺等器官的疾病。

具体的防范对策如下。

1. 定期检修，严防漏油，特别不能让汽油漏进驾驶室里。

2. 平时人体在接触汽油后，要用肥皂洗净接触部位，尤其不能用沾了汽油的手抽烟、吃东西。

3. 人一旦在驾驶过程中出现头晕、头疼或呕吐等汽油中毒症状，不要逞强忍住，要马上停止工作，立即到车外空气新鲜之处休息，并打开车门更换车内的空气。

再者，汽车尾气也是必须加以防范的。汽车尾气中毒性最强的莫过于一氧化碳。此种气体无色无味，常温下扩散缓慢，不易被察觉，容易使人中毒。

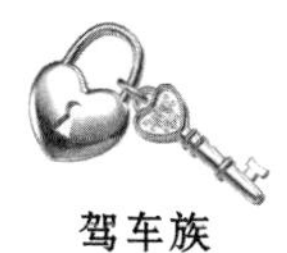

具体的防范对策如下。

1. 汽车的各项技术参数要保持良好，尾气排放应达标。

2. 排气管、车厢底板应无破损，以免尾气进入车厢。

3. 驾驶室与车厢保持通风。

4. 在发动机工作时，切不可将所有车窗关死。

5. 若需停车较长时间，应将发动机熄火。

6. 在发动机运转时，绝不能独自躺在车窗紧闭的驾驶室内睡觉，特别是冬夏两季，人在开着空调的车里睡觉，极易发生中毒事故。

做好几个细节

1. 驾驶姿势要正确。在调整座椅时，要保证右脚把刹车板、离合板和油门踏板踩到底的时候，腿还能自然弯曲；在双手握住方向盘两端时，手臂微弯；系好安全带。

2. 戴上线手套或较厚的双层棉纱手套。这可减少手与方向盘的直接接触，以缓冲车辆对手及人体的振动力。

3. 在车辆快速行驶时，不要开车窗或天窗。研究表明，车辆快速行驶时的风声是损害听力的噪声之一。

4. 勿在车内吸烟或堵车时开窗。烟草散发出来的有毒物质很难在密闭的空间内散开，并会渗入车内各个地方，对健康的影响是长时间的。如果在堵车时摇下车窗，则人会吸入更多的汽车尾气，特别是在绿灯亮时，众多汽车引擎开始启动，会释放出更多的有毒气体。

5. 有便意时要及时上厕所，切忌憋尿。

6. 防晒。坚持每隔两小时涂抹一次防晒霜。在夏秋等阳光强烈的季节中，驾驶者尽量穿长袖衫，戴太阳镜与遮阳帽。

7.别穿高跟鞋。高跟鞋把后脚的支点抬高。人踩刹车时很难找到人脚的着力点，还容易使高跟鞋的鞋跟卡在刹车器里面而引发事故。

8.别放太多饰物。前车镜上的挂件在行驶中会摇晃，阻挡驾驶者视线。后挡风玻璃前若堆满玩具，就无法判断与后车的安全距离。在装有气囊的面板上放饰物更危险，因为气囊瞬时冲破面板的速度相当快，使得饰物极具有杀伤力。

记住不宜开车的时段

1.喝酒后。50%～60%的车祸与饮酒有关，饮酒后至少5小时后再开车。

2.失眠后。睡眠少于5小时者，发生车祸的概率是睡眠达8小时者的4～5倍。

3.性事后。性生活之后会有不同程度的疲劳感，如眼睛疲劳、眼眶胀痛、视力模糊及眼球转动不灵活等，这乃是性生活使脑细胞出现一时性疲劳所致，而眼疲劳驾车容易使人看花眼而导致车祸发生。同时，性活动可造成肌肉强直，特别是四肢肌肉运动与反应能力下降，引起动作迟钝、缓慢，紧急关头难以化险为夷。有人调查了10起由驾驶员负主要责任的交通事故，其中4起是驾驶员在性事之后立即驾车造成的。

4.服药后。不少药物也可影响驾车安全，特别是地西泮、甲丙氨酯等镇静安眠药。此外，氯苯那敏、羟嗪等抗过敏药，丙咪嗪、多塞平等抗抑郁药，吗啡、可待因等镇痛药，利舍平、胍乙定等降血压药以及降血糖药等，都有此种隐患。调查资料显示，饮酒后开车的交通事故发生率为87%，服用抗过敏药物后驾车的交通事故发生率为72%，服用抗抑郁镇静剂后驾车的交通事故

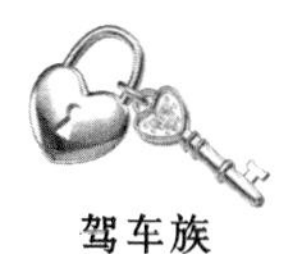

发生率高达97%,驾车族应当高度警惕之。

5.感冒后。试验显示,感冒的驾车人的反应灵敏度相当于正常人喝了8千克啤酒后的反应灵敏度。另外,感冒时易打喷嚏,而打一次喷嚏需要10～15秒时间。假如车速为每小时50千米,那么一个喷嚏打下来,汽车已驶出140～200米的距离。更为严重的是,人在打喷嚏时,总是闭上眼睛,张大嘴巴,处于既看不见也听不见外界情况的状态,加上大脑、手脚又不听使唤,其危险之大可想而知。再说,感冒后往往要服用抗感冒药,而此类药又常常影响人的大脑,或使人反应迟钝、昏昏欲睡,这岂不更增加了驾车的危险吗?

6.空腹。人在饥饿状态下,体内血糖浓度下降,导致低血糖。此时,脑组织可因缺乏能量而发生功能障碍,出现头昏、眼花、全身乏力、精力分散,甚至恶心、出冷汗等症状,致使人的应急能力、思维能力都降低,因而容易发生交通事故。

7.别全程开空调。在开空调的封闭车厢内坐久了,人会头晕、恶心,甚至发生呕吐。因为车厢内空气不新鲜,含氧量低,人易晕车,身体也易疲劳。故全程开空调不可取,最好是隔一段时间开窗几分钟,让空气流通。

应酬族

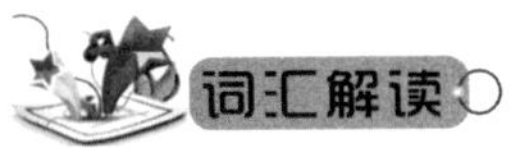

应酬族是时下对那些经常出入于宾馆、会场、歌舞厅等社交场合的人的俗称。现代社会竞争激烈，社交多，涉及商务、交际、公关等方方面面，大多是男士参与。

易结缘的疾患

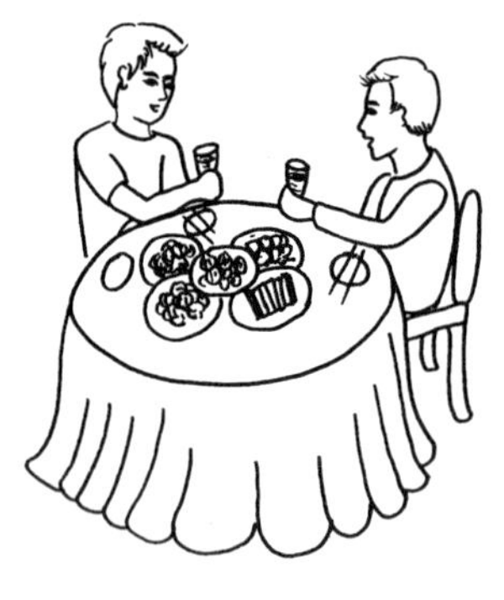

职场人上班忙工作，下班忙应酬，大块吃肉，大碗喝酒，看似潇洒，健康隐患却不少。尤其是从事销售、公关等职业者，更有忙不完的应酬，这不仅打破了正常的生活节奏，还给高脂、高盐、高糖以及酒精、烟草等致病因子的偷袭打开了“方便之门”。据统计，忙于应酬者易与以下疾患结缘。

1. 心脏病与脑卒中(俗称“中风”)。高脂、高盐、高糖食物都是动脉硬化的危险因素，而一旦发生动脉硬化，人患上冠心病、心肌梗死、脑卒中等恶疾的风险就会比正常人高出数倍之多。饮酒，可使患上述疾病的风险增加3倍；如果又吸烟，则患病风险又会再升高3倍。

2. 胃肠道疾病，如胃炎、胃溃疡、肠易激综合征等。上班族早上为了赶时间，早餐常常漏掉或随便应付一下；中午忙工作，

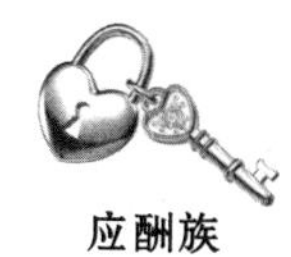

凑合着吃点午餐;晚上忙着应酬,一通胡吃海喝。由此造成三餐不定时、饮食无节制,胃肠疾病接踵而至。

3.痛风。嗜吃海鲜,痛饮啤酒,摄入大量嘌呤类物质,引起血中尿酸升高,并“侵犯”关节,引起痛风。

4.代谢综合征。其包括高脂血症、高血压、高血糖,俗称“三高症”。大量摄入肉类、海鲜与高糖食物,导致热量超标,转化成脂肪,堆积于皮下,使机体处于“发福”状态。这时候,“三高症”就会不知不觉地找上门来了。

5.肺部疾病。应酬离不开烟草,而吸烟可使人患气道炎、肺气肿甚至肺癌的风险大幅上升。

6.肝部疾病。应酬也离不开酒,推杯换盏之后,酒精潜入人的胃肠道后被迅速吸收。酒精“侵犯”的第一个器官就是肝脏。脂肪肝就是肝脏受害的最早征兆,人只要豪饮几天就足以形成脂肪肝。接下来的病变便是酒精性肝炎,以后的情况会变得更糟,逐渐导致肝纤维化,最后形成不可逆转的肝硬化。

7.前列腺病。前列腺对酒精特别敏感,一旦受到酒精刺激,局部毛细血管迅速扩张、充血,致使前列腺体积增大,压迫尿道,发生尿潴留,给人招来痛苦。尤其是已有前列腺肥大者,饮酒后会出现下腹部和会阴部坠胀酸痛、器官牵拉样疼痛等症状,需要患者到医院导尿解决。

8.癌症。嗜酒与吸烟是公认的两大致癌行为。瑞典专家发现,3%的癌症患者是由酗酒“造就”的,而与酒有关的头颈部癌症的发病比例则更高,达到30%以上,如口腔癌、咽喉癌、气道癌及食管癌等。英国学者研究称,酗酒可使妇女患乳腺癌的概率增加6%。日本国立癌症研究所调查确认,酒量小的人贪杯尤其

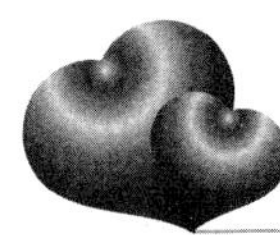

危险，每天的饮酒量若保持在270毫升以上，则其患管道癌的概率要比酒量大的同龄人高出60倍。喝酒后体内产生的大量乙醛是诱发癌变的关键，而约半数的亚洲人（包括中国人）缺乏将乙醛转化成醋酸酯的基因，因此更容易成为酗酒的受害者。至于烟草，其含有大量有毒物质，如尼古丁、氢氰酸、氨、一氧化碳、二氧化碳、吡啶、芳香族化合物和焦油等，除可引发肺癌、胃癌、肝癌及胰腺癌等多种癌症外，还可造成不孕不育等后果。

保持健康的秘诀

说到这里您该明白了，过多的应酬已成为不折不扣的健康隐患。那么又该如何消除隐患，确保人体健康呢？医学专家们纷纷支招。

1. 树立“健康第一”的意识。应酬能推就推，不要来者不拒，尽量减少应酬次数，降低应酬的频率。

2. 对于实在难以拒绝的应酬，不妨调整一下应酬内容，将应酬方式多样化。如将饭局改为茶话会、打保龄球、洗桑拿、唱歌等，既轻松惬意，又能保证健康，何乐而不为呢？

3. 必须赴饭局应酬者，可学会一些自我保护的技巧。

（1）赴饭局前，先食用苏打饼干、吐司或水果。一来可增加饱足感；二来可避免在筵席中摄取过多的肉类与油脂。

（2）多食蔬菜、水果。饭局上往往蔬菜、水果偏少，不妨多食用盘饰中的青菜或水果，以补充纤维与维生素。食用时，掌握“三筷子”原则，即每样菜只夹取一筷子的量，最多不超过三筷子。素荤比例掌握在3∶1～4∶1。即使脂肪摄食多了，也能随蔬菜中的膳食纤维而排出体外。

（3）少食油炸菜肴，更要少喝汤汁、浓汤和菜汁。

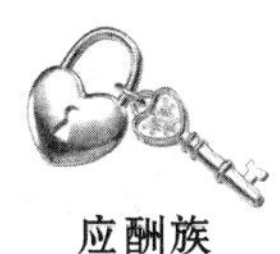

4.喝酒前后巧保健，尽量减少酒精之害。

(1)在酒局的前夜，可口服维生素A、维生素C和维生素E，有助于保护肝脏。

(2)举杯前食用富含蛋白质的食物。这类食物在胃内停留的时间长，可有效阻隔胃部对酒精的吸收，如鱼贝、瘦肉、鸡肉、豆制品、蛋及奶酪等。

(3)优选果酒，如红葡萄酒，避开白酒及烈性酒。

(4)饮酒限量，如红酒不超过100克，白酒不超过50克，啤酒不超过300克。

(5)别用咸鱼、香肠、腊肉等腌腊食品下酒。腌腊食品中含有大量色素与亚硝胺，可与酒精发生反应，不仅伤肝，而且会损伤口腔与食管黏膜，甚至诱发癌症。

(6)酒后喝萝卜汁、绿豆汤、番茄汤、柠檬水、芦荟汁、温开水及运动型饮料等，有助于解酒(别用浓茶解酒)。

(7)夜间饮酒后，回家睡觉之前要喝一大杯白开水，给身体补充水分，防止脱水；翌日醒来，可多喝白开水或果汁，有助于平衡血糖，恢复体内的水分含量。早餐可吃些柔软的面包。

(8)烟、酒要“分家”。不少男人喜欢饮酒时抽烟，这是一种比只喝酒或只吸烟更有害健康的坏习惯。香烟中的尼古丁可明显降低血液中的酒精浓度，但却不能减少酒精分解时所产生的乙醛，致使乙醛对大脑以及肝脏、心脏产生更多的毒害作用。同时，酒精是一种有机溶剂，能溶解香烟中的致癌物，对食管壁造成强烈的刺激，很容易导致食管癌的发生。

(9)宴席间多与客人讲话，多上一趟洗手间，以转移别人和自己进食、饮酒的注意力。

5.应酬之后的饮食要清淡，以素食为主，少油少盐，并优先补充饭局上所缺乏的蔬菜、水果与杂粮。如果晚上赴宴，无法及时改变饮食，则宴后应在户外散步40分钟以上，第二天再从饮食上加以调整。

6.周末多摄入素食，保持饮食均衡。所谓饮食均衡，不一定非在一天内精确地做到，也可以周为单位。举例：应酬时摄入较多大鱼大肉，则周末两天可在家食用青菜；应酬时，细粮摄入得多，周末不妨食用杂粮粥、玉米馒头或红薯。

7.应酬族平时要加强运动，如多爬楼梯（少乘电梯），多走路（少坐车），尽量做到“吃动平衡”。

Part 3　那些疗法

自然疗法

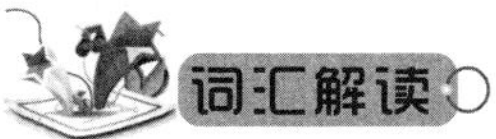

采用食物、空气、水、阳光、体操、睡眠、休息等自然因素来保持和恢复健康，不用药物，这样的疗法叫作自然疗法。

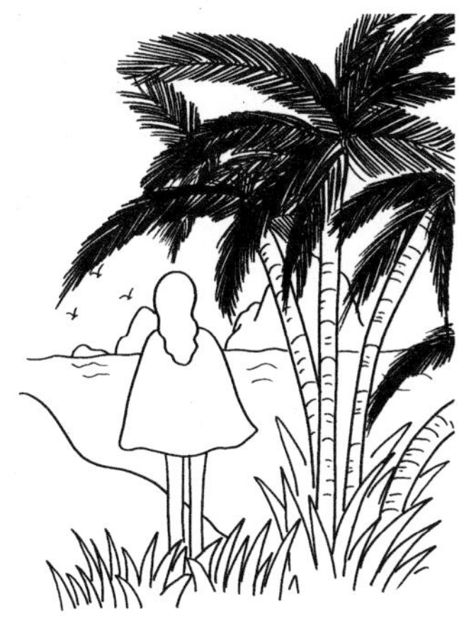

自然因素能防病疗疾，奥秘何在呢？这主要是因为人体有较强的自然愈合能力，简称自愈力。您有过这样的体验吧：不小心碰破了手脚的皮肤，过几天皮肤自己就长好了；不慎得了感冒，休息几天也可康复……这些都是身体自愈力的神奇功劳。

人体自愈力并非是从天上掉下来的，而是来自体内一个历经自然界亿万年“洗礼”，以及人类不断历练而形成的完备调控体系，谓之“自愈系统”。简单地说，自愈系统就是生物储存、补充和调动自愈力以维持机体健康的协同性动态系统，由免疫系统、应激系统、修复系统（愈合和再生系统）、内分泌系统等若干个子系统所组成。所以，人体自愈力便

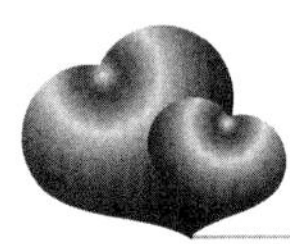

包含了免疫力、排异力、修复力（愈合和再生能力）、内分泌调节力、应激力、协同力等。一旦人体遭遇病毒或细菌等致病因子的攻击，自愈系统中的免疫系统就会通过应激反应，指挥并调动“免疫战士”——免疫细胞（具体指白细胞、巨噬细胞、自然杀伤细胞）与细胞因子（具体指免疫球蛋白、补体、抗体、干扰素），向病毒发起“反击战”，最终消灭入侵者，这就是感冒或甲型肝炎等病毒性感染疾病有时能“不药而愈”的原因。即便是那些需要“劳驾”药物的严重疾患，也离不开人体自愈力这个法宝来战胜疾病。俗话说，“病是三分治七分养”，“养”就是实施自然疗法。

认识自然疗法

自然疗法的哲学指导思想就是深信人体的自愈力，在疾病康复过程中尽量避免使用削弱人体自愈力的医疗手段，而是“扶持”并依靠自愈力，通过生理和心理的痊愈机制来保持和恢复健康。不过，人体自愈力的发挥也是需要“材料”的——自然界中的水、氧气与食物等。巧妙地利用这些“材料”，就可使人体内正在或已经向病理变化的过程终止，并向康复与健康的一面转化，形形色色的自然疗法就这样“应运而生”了。

自然疗法与医学既有微妙的关联，也有突出的区别。就说传统医学吧，它以人体整体健康为核心，重点强调维持身体健康和“治未病”；现代医学则以疾病为核心，将重点放在了疾病已经发生时的诊断和治疗上。相比之下，自然疗法更接近于传统医学，但也不能在两者之间画等号，因为两者在学术思想和技术手段上都有迥然不同之处。不过，两者虽不能画等号，却可以划上连接号，即两种疗法相结合可获得互补的效果，对疾病的防治能力会“更上一层楼”。

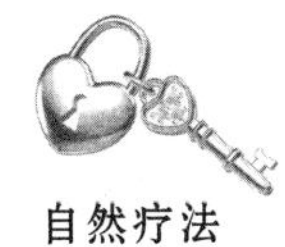

自然疗法的优势与局限

自然疗法虽然起源于18世纪的西方替代医学，但其作为一个科学术语到19世纪末才开始亮相于医学界。但其哲学指导思想可追溯到公元前的希波克拉底学派，这表明自然疗法并非新事物，而是一种有着较为悠久历史的疗病方法，比起现代医学有多种优势，至少可归纳出以下几条。

1. 自然疗法在时间上具有前瞻性，对疾病的治疗有一个提前量，相当于中医学的"治未病"或西医学的"预防医学"。它着眼于教育患者摒弃不健康的生活方式，不断增强并保持人体的自愈能力。它既减低了发病的风险，又抓住了疾病的早期诊治良机，为药物治疗赢得了时间，对患者的好处不言而喻。

2. 自然疗法借助的不是药物，而是水、氧气、食物、音乐、色彩等天然的东西。一般来说，药物(包括中药)有一定的副作用甚至毒性，而自然疗法没有副作用或毒性，可让患者避开"是药三分毒"的窘境，安全性高。

3. 自然疗法拥有完整的健康管理思想，无论是对健康或治病，都强调整体性。因为人体健康与否，是由心理、情绪、精神、身体情况、日常饮食、基因和所处的环境等多因素综合作用的结果，所以治疗也须有整体观念，既要做到对慢性疾病的康复支持，又要帮助或促进身体恢复到最佳状态。

4. 自然疗法的包容性强，不排斥各流派中的好方法。只要是自然无害且有效果的疗法，都能被纳入其中而为患者所用。

5. 自然疗法不针对某种特定的疾病，也不是"对症下药"(针对某个特定症状)，而是将患者的习惯、心理、病史、环境等都纳入考虑范围，以做一个全面的康复计划。也就是说，自然疗法针

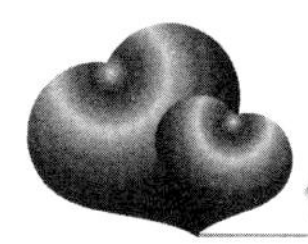

对的不是“点”而是“面”，不是治疗某个疾病，而是使全身恢复到健康状态，故治疗方案是完整的、循序渐进的。最终目标是教会患者掌握健康的生活方式，在减少罹患顽症痼疾危险的同时，全面恢复身心健康，让人生活得更有精力、更有质量。

当然，人体自愈力的作用是相对的，自然疗法也有其局限性。尤其是一些较严重的器质性疾病患者，仅靠自愈力对抗是不可取的。因此，患者是否适合自然疗法，需要得到医生的帮助，并按医嘱执行。

自然疗法有哪些?

1. 营养疗法。其将饮食作为一种治疗手段，教患者按一定的食谱进食或补充某些营养素。其对痤疮、关节炎、哮喘、动脉硬化、抑郁症、糖尿病、湿疹、痛风、高血压、经前期紧张综合征以及溃疡性结肠炎等有一定效果。

2. 水疗法。其利用各种不同成分、温度、压力的水，以不同的形式作用于人体，通过机械及化学刺激的作用来防治疾病。水疗法具体有坐浴、灌洗、温泉浴、旋流温水浴、桑拿浴、淋浴、泥浴、足浴、热敷以及灌肠等。其适应证比较广泛，包括原发性高血压、血管神经症、胃肠功能紊乱、风湿和类风湿关节炎、痛风、神经痛、神经炎、慢性湿疹、瘙痒症、银屑病、大面积瘢痕挛缩、关节强直、外伤后功能障碍等。

3. 音乐疗法。给患者听一些特定的乐曲，谓之“音乐疗法”。其通过生理和心理两个方面来治疗疾病：一来音乐的频率、节奏和有规律的声波振动是一种物理能量，可引起人体组织细胞发生和谐共振现象，直接影响人的脑电波、心率与呼吸节奏，进而改善神经系统、心血管系统、内分泌系统和消化系统的功能；二

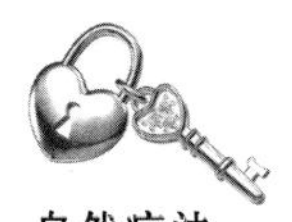

来动听的乐曲能提高人的大脑皮层兴奋性，使其分泌有利于身心健康的物质，消除心理、社会因素所造成的紧张、焦虑、忧郁、恐怖等不良心理状态，提高应激能力。对原发性高血压、抑郁症、焦虑症等多种身心疾患有疗效。

4.芳香疗法。它利用芳香植物的纯净精油来辅助治疗疾病。这些精油比如有从桉树叶、玫瑰花、佛手柑皮等植物中提取的精油。它们由一些很小的分子组成，具有易渗透、高流动性和高挥发性的特点。当它们渗透于人的肌肤或挥发于空气中被人体吸入时，会有安抚神经、愉悦心境的作用，还能强化人体的心理和生理功能，改善人的不适症状。

5.颜色疗法。不同的颜色具有不同频率的光波与独特的能量，可对人体相应组织器官及心理状态产生独特的影响。如蓝色可改善睡眠，并减轻风湿性关节炎所致的疼痛；红色可缓解偏头痛；黄色有助于治疗便秘，提高自信心；橙色对治疗抑郁症和哮喘有效果；紫色有助于减轻上瘾症；青色有助于治疗关节疾病和静脉曲张等。因此，根据病情调整居室内窗帘、被单、衣服以及盆栽植物的颜色，亦可收到治疗的效果。

6.森林疗法。其是指患者到森林散步、深呼吸，或躺在躺椅上，或做太极拳、气功等运动，又被称为“森林浴”。这是因为：①树木可制造氧气，且负离子丰富；②森林可阻隔杂音，净化空气；③绿色安详，能平复情绪；④森林可杀灭致病微生物，如松柏可杀死空气中的白喉、结核、霍乱、痢疾、伤寒等病菌；⑤森林能调节气温，冬暖夏凉。如此多管齐下，有利于病体的康复，特别适合慢性鼻炎、咽炎、慢性支气管炎、肺气肿、肺结核、哮喘、冠心病、原发性高血压、动脉硬化等疾病患者的防与治。

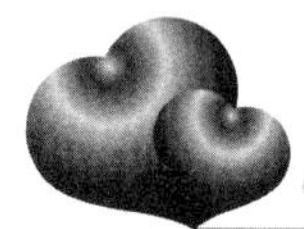

7.园艺疗法。患者通过园艺活动(如播种、扦插、上盆、种植配置、整地、浇水、施肥等)与园艺观赏等方式,活动筋骨,提升自信心,改善心态,促进身心健康恢复。其适应证有低血压、高血压、胃及十二指肠溃疡、溃疡性结肠炎、习惯性便秘、肺结核、紧张性头痛、收发性痉挛症、弱视、更年期综合征、抑郁症、精神分裂症等。

8.笑疗法。其要求患者每天至少笑5分钟,笑能使人的心、肺、胸、腹得到锻炼,加速血液循环,调节心率,并有天然镇痛作用,能活跃情绪,防止抑郁症。人在大笑时,不仅呼吸及心跳加快,而且血液中的肾上腺素与免疫因子水平会增加。但原发性高血压、冠心病等患者要注意把握笑的程度,以会心微笑为宜,忌大笑而产生意外。

阳光疗法

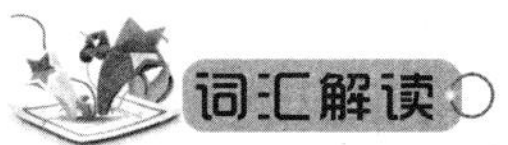

利用阳光防病疗疾，谓之“阳光疗法”。

阳光既能防病疗疾，也能活跃情绪，堪称人体身心保健的一味良药。而如何用好这味良药来为自己的健康造福，却不是三言两语所能说完的。

阳光为何成良药

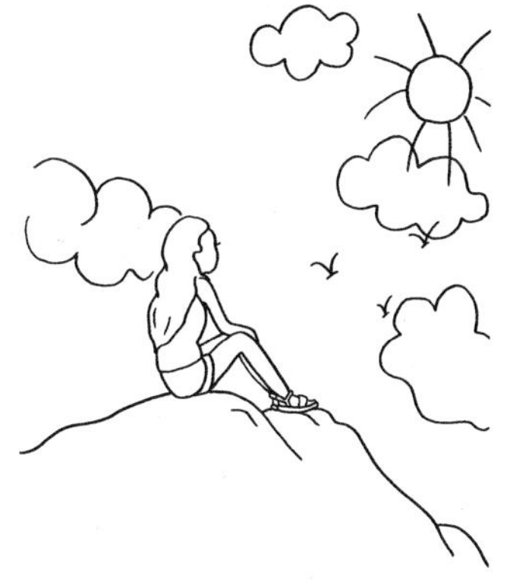

阳光为何能防病疗疾？原因在于其所含的两种有益于健康的光线，即紫外线与红外线。以紫外线为例，这是一种不可见光，不仅能杀死人体皮肤上的细菌，增加皮肤的弹力、光泽、柔软性和抵抗力，更重要的是经紫外线照射后，人体皮肤中的7-脱氢胆固醇可转变成维生素D。维生素D有什么好处呢？研究资料显示：一个人的体内每天只要有0.005毫克维生素D，就足以抵抗常见的骨病侵袭，如儿童佝偻病、成年人骨质疏松症等；每天只要有0.009毫克维生素D，就可将免疫力提升1倍，减少诸如感冒、腹泻、支气管炎等常见病的发生。尤其可贵的是，维生素D还可以影响人体内200多个基因的活性，而这些基因已经被证明与多发性硬化症、风湿性关节炎、白血病、糖尿病和肠癌等多种顽症恶疾有牵连。阳光称得上是维生素D的“生产能手”。以儿童为例，儿童只需接受短短的30分钟日光浴，血液里就可增加0.25毫克维生素D。此外，紫外线还能刺激身体的造血功能，并能促进儿童的生物钟发育。英国学者的一项研究发现，夜间睡眠好的婴儿几乎都是那些在中午至下午4点之间接触日光多的宝宝。而一般情况下，出生后6～8周的小宝宝多会出现莫名其妙的啼哭，在傍晚或夜晚啼哭最为严重，究其原缘很可能与缺少阳光接触有关。这提示了，日光浴有助于减少宝宝的夜啼现象，值得正为家有“夜啼郎”苦恼的家长一试。

再说红外线，它也是一种不可见光，约占阳光的60%～70%，可透过皮肤深入至皮下组织，对人体起热刺激作用，扩张血管，加快血液流通速度，促进体内新陈代谢，并有消炎镇痛的功效。

阳光对人类健康的贡献

大量研究显示，阳光可在多方面促进人体健康，请看其“功劳簿”。

1. 提升免疫力。我们平时可能频发感冒或支气管炎，医生会告知您，这都是免疫力低下惹的祸，这恰为阳光提供了“用武之地”。阳光中的紫外线可促进人体皮肤中维生素D的合成，故维生素D又被称为“日光荷尔蒙”。以婴儿为例，婴儿每天只需晒太阳1小时，就可产生“日光荷尔蒙”400单位，足以满足婴儿一天对维生素D的全部生理所需。这对于免疫力低下的成年人同样有帮助。

2. 降“三高”。德国研究人员率先发现，常晒太阳能够治疗轻度高血压；接受9个月治疗的患者，其收缩压和舒张压均有一

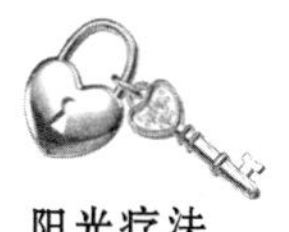

定程度的下降。英国研究人员也取得了同样的研究结果,24 名志愿者经紫外线灯照射 20 分钟后血压均下降,并且下降效果可维持 1 小时。在紫外线的照射下,人体皮肤细胞会释放出一氧化氮至血液中。这种化合物有助于舒缓血管,从而使血压降低。另外的研究还显示,每天坚持 30～60 分钟的日晒,可使人少受高脂血症、高血糖的折磨。

3.改善阿尔茨海默病(俗称"老年痴呆症")。阿尔茨海默病患者常有焦虑行为,包括攻击性、注意力不集中、易冲动、歇斯底里、言语粗暴等。最新研究表明,阳光能使这些症状明显改善,使患者的生活质量得到一定的提升。

4.缓解风湿病。风湿病是一种侵犯关节、肌肉、骨骼及关节周围软组织等部位的疾病。太阳光的辐射能使病灶区域的血管扩张充血,促进细胞增生,提高机体的免疫功能而促进康复。

5.活跃情绪,防止抑郁症。阳光与位于人脑内的内分泌器官——松果体有神奇的关系。松果体既是使人产生沮丧情绪和睡意的美雷托尼激素的发源地,也是肾上腺素、性腺激素等生命活性激素的生产者,但背后的"操纵"之手却是阳光。一般日照 10 秒钟后,人体内生产肾上腺激素与性腺激素的"闸门"大开,生命活性物质会大量分泌并流向全身,人会感到情感和精力在全身生发、积聚;日照 2 分钟后,活性激素即布满全身各个器官,使机体代谢增强,心跳、呼吸加快,血压上升;日照 8 分钟后,人已完全进入一天的"临战"状态,一切影响健康的消极情绪统统消失,抑郁症与季节性情绪失调症等也可得到改善。意大利医学专家称阳光是极好的天然抗抑郁药物。据媒体报道,伦敦警察局试用"阳光疗法",使警员在秋冬季高发的季节性情绪失调症获得明显改善。

6. 提升男性生育力。维生素D在人类精子功能方面发挥着举足轻重的作用，维生素D水平与精子活力之间存在正关联。所以，想当爸爸的男性应该多用“阳光疗法”。

7. 减肥瘦身。来自日本的信息显示，早晨日光浴可收到减肥瘦身的效果。研究人员的解释是：人体细胞中含有一种特殊蛋白质，与脱氧核糖核酸结合后能产生“时间基因”，以此来控制人体内的生物钟。这种蛋白质有一个最大的特点，就是可以影响人体对脂肪的储存。细胞中这种蛋白质如果增加了，那么人体就容易储存脂肪，形成肥胖；如果减少了，那么人体就不容易储存脂肪，发胖的概率就会大大减小。这种蛋白质什么时候会增加呢？答案是，晚上。那么它什么时候又会减少呢？答案是，当身体沐浴到早上阳光的时候。因此，早晨日光浴可通过减少细胞内特殊蛋白质的合成来抑制人体对脂肪的储存，帮助人保持苗条的身材。

8. 其他。前面说过，维生素D可以影响人体内200多个基因的活性，而这些基因已经被证明与多发性硬化症、风湿性关节炎、白血病、糖尿病和肠癌等多种顽症恶疾有牵连。换而言之，日光浴可对多种顽症恶疾有防范之功。更为喜人的是，芬兰一家医院利用阳光来治疗浅表型皮肤癌及一种癌前皮肤病变——光化性角化病，并获得了成功的希望，为攻克癌症开辟了新途径。

阳光疗法的注意要点

看到这里，许多人或许想跃跃欲试了吧。不过，阳光疗法也与其他疗法一样，需要把握好一些相关细节与技巧。

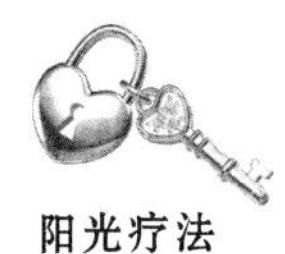

1. 选个好地方。如江湖、海滨、旷野林间、室外草坪等处，楼顶、阳台也不错。只要光照充足、空气新鲜、环境安静清洁即可。

2. 巧抓时机。一天中有三个时间段比较适合开展“阳光疗法”。第一个时段为上午6—9时，这时的阳光以温暖柔和的红外线为主，紫外线相对薄弱。红外线温度较高，对人体主要起温热作用，可使身体发热，促进血液循环和新陈代谢，获得最好的瘦身美容效果。第二、三个时段分别是上午9—10时和下午4—6时，这时的日光中有益紫外线最多，是体内储备“日光荷尔蒙”——维生素D的大好时机，对儿童及中老年人尤为有益。注意：空腹和刚进食后不宜开展日光浴。

3. 持续时间。每天坚持30～60分钟即够。过久(每天3小时以上)或过猛(烈日下曝晒)非但无益，还可招致胆结石、白内障及皮肤癌等严重疾病缠身，要尽量避免。

4. 避免阳光直射脸部及眼睛。必要时戴宽边帽或墨镜，保护眼视网膜免受紫外线伤害。

5. 冬春等低气温季节可多晒脚心。晒脚心又称“脚心日光浴”，通过日光中的紫外线对布满穴位的脚心进行刺激，促使全身的新陈代谢加快，受到刺激的各个内脏器官更有活性，血液循环更为顺畅，人体所有器官的功能得以发挥到极致，特别有利于孩子的生长发育。资料显示，特别是让那些体质本来就较虚弱的孩子坚持做“脚心日光浴”，其体质的改善非常明显。“脚心日光治”对冬季常见的化脓性感染、鼻炎、贫血或怕冷症等多种病症都有较好的防治效果。具体做法是：待天气晴朗之日，脱掉孩子的鞋袜，将其脚心朝向日光，每次持续20～30分钟。但不宜在屋里利用透过玻璃窗射进来的日光照射脚心，因为日光中的紫外线一大半已被窗玻璃吸收，几乎没有什么效果了。为人父母者务必记住这一点。

6.夏秋多晒四肢和背部。晒四肢能很好地驱除腿部寒气，让四肢骨骼更加健壮；晒后背能驱除脾胃寒气，有助于改善消化功能。

7.患有某些慢性疾病或对日光过敏者不宜进行日光浴，如活动性肺结核患者。因为肺结核是由结核杆菌引起的一种慢性传染病，而结核杆菌为需氧菌，即需要在有氧的环境中才能生长。晒太阳时，阳光中的红外线照射，使体表周围血管扩张，同时全身血液循环加快，一方面可供给身体较多的氧气，另一方面也为肺部处于活动期的结核杆菌的生长繁殖创造了适宜条件，可引起病灶扩大，不利于病情的控制。

8.日光浴后来一次凉水擦浴。在较高的环境气温下，耐寒力较强的成年人以及3岁以上的孩子不妨在与日光做"亲密接触"后，来一次凉水擦浴，保健效果将会"更上一层楼"。道理很简单，在进行日光浴的时候，日光的辐射热可使皮肤下面的血管扩张，日光浴后改用凉水擦洗，促使已经扩张的血管收缩，再用干毛巾擦拭，促使收缩的血管再度扩张。如此交替使用热、凉和摩擦的办法，让血管做扩张、收缩、再扩张的"体操"，从而训练了体温调节中枢，提高了血管收缩和扩张的灵敏度，增强了人体调节体温、适应环境气温变化的能力。

9.孩子在进行日光浴期间，父母应密切观察其变化。如果出现出汗过多、睡眠不好、食欲减退和易疲乏等症状，则应停止日光浴，并请专科医生检查处理。

水疗法

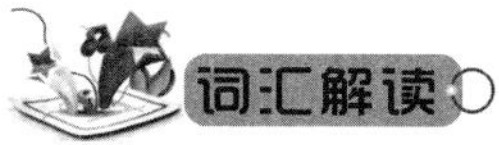

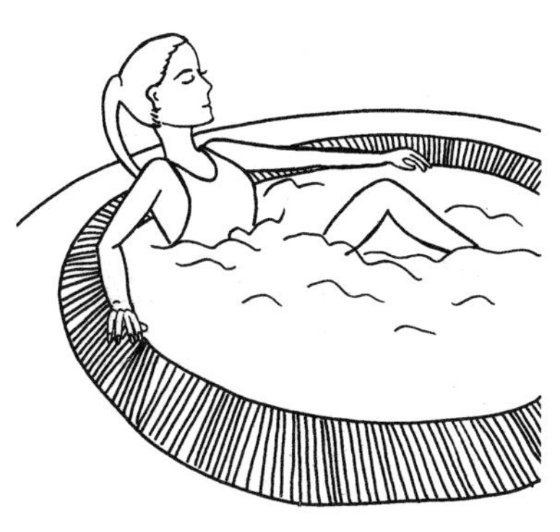

利用水来防病疗疾，谓之“水疗法”。

在自然疗法中，人类践行最多的莫过于水疗了。那么，水疗为何能治病？能治哪些病？如何恰当地运用水疗来为健康造福呢？看完本文，您就心中有数了。

水疗的由来与治病奥秘

水疗是指采用各种不同温度、压力、成分的水，以不同的形式和方法（浸、冲、擦、淋洗）作用于人体局部或全身，以达到防病疗疾的目的，是世界上多数民族的传统治病方法之一。早在古希腊时代，西方医学之父希波克拉底就曾使用温泉做治疗，开始了人类水疗的尝试。在这之后，一位叫瑟巴斯堤安·克奈浦的德国医生，正式将水疗列为医疗用途，开启了人类水疗的先河，被誉为“水疗之父”。当日历翻到今天，水疗得到了更广泛的发展，并由医院发展到家庭，时下颇为流行的“SPA”就是水疗的一种。

普普通通的水何来药物的功效呢？其主要依靠三招：温度

刺激、机械刺激和化学刺激。换言之，水就是通过这三招来对人体健康施加影响的。

1. 温度刺激。水疗的水温常高于或低于人体温度，刺激人体产生冷、热两种效应而发挥治疗作用。如冷水刺激引起的冷效应可降低疼痛感，消除炎症、水肿等症候；热效应则可促进血液循环，加快新陈代谢，放松肌肉与软化的软组织。

2. 机械刺激。水的机械作用，包括压力（如盆浴时可达每平方厘米 40～60 克）、浮力（如游泳）、水流的冲击力（如淋浴或喷浴）等刺激人体，或加速呼吸、心跳，或加快血液循环，或锻炼关节与肌肉组织，使人的病体得以康复。

3. 化学刺激。水可溶解多种物质或药物。这些溶质也可起治疗作用，如温泉所含的矿物质、药浴中的各种药物成分等，都可使人体获得特殊的治疗效果。

另外，水疗简便易行，单独应用或综合治疗皆可，既不像温泉疗法那样受疗养地点、环境、条件的限制，也没有药物疗法那样的副作用，故而颇受欢迎。

水疗法简介

水疗对人体健康的影响是全面的，皮肤、血管、呼吸器官、肌肉、血液、脏器等全身器官与组织都可受益，保健防病功效显著。

水疗方法众多，按温度可分为温水浴、桑拿浴和冷水浴；按方法可分为坐浴、浸浴、温泉浴、淋浴、喷射浴、漩水浴、气泡浴、敷泥、足浴、热敷以及灌肠；按其所含的药物可分为碳酸浴、松脂浴、盐水浴和淀粉浴。本文介绍了几种常见易行的水疗方法，供参考。

1. 纯水浴。其是指改变浴水的温度后再洗浴的水疗方法，

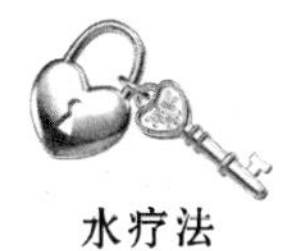

包括热水浴、桑拿浴和冷水浴。①热水浴:其可清洁皮肤,促进代谢,消除疲劳,适用于感冒初期、慢性关节炎、骨折愈合后及失眠的治疗;②桑拿浴:又被称为"芬兰浴",可增强血管弹性、预防血管硬化,用于关节炎、腰背肌肉疼痛、支气管炎、神经衰弱的治疗;③冷水浴:可增强人体抗寒力,有助于防治动脉硬化、原发性高血压和冠心病等。

2.药物浴。其是指在浴水中加入矿物盐或中草药进行洗浴的水疗方法,包括盐水浴、松脂浴、碱水浴等。①盐水浴:在浴水中加入粗制食盐,配成1%～2%浓度,适用于风湿病和风湿性关节炎,35%高浓度盐水浴对银屑病有较好疗效;②松脂浴:在浴水中加入松脂粉剂,水呈淡绿色,有芳香气味,常用于初期高血压、多发性神经炎、肌痛病的治疗;③碱水浴:在浴水中加入碳酸氢钠、氧化钙、氧化镁等,具有软化皮肤角层和脱脂作用,对多种皮肤病、剥脱性皮炎、毛发红糠疹有一定疗效;④中药浴:在浴水中加入中药,如薄荷浴可预防湿疹、痱子等皮肤病,菊花浴可防治头晕、眼花等症状;⑤瑶药浴:在浴水中加入瑶族当地盛产的草药,有清热解毒、祛风散寒、舒筋活络、滋补气血等作用。

3.气水浴。其是指向浴水中加入一定浓度的气体后再洗浴的水疗方法。①加入二氧化碳:谓之"二氧化碳浴",适用于轻度心脏功能不全、初期高血压、低血压、血管痉挛及雷诺氏病的治疗;②加入硫化氢:谓之"硫化氢浴",适用于代偿期心血管系统疾病及慢性铅中毒、闭塞性脉管炎、银屑病、干性湿疹、慢性复发性疖病、慢性溃疡的治疗;③加入氡气:谓之"氡气浴",适用于风湿性、感染性或代谢性关节炎,痛风,神经根炎,神经症,慢性血栓性静脉炎,盆腔炎,胃、十二指肠溃疡,慢性湿疹的治疗等。

4. 泥浆浴。其又称“热矿泥浴”，是将含有矿物质、有机物、微量元素和某些放射性物质的泥类，经过加温后敷于人体，或在泥浆里浸泡，以达到健身祛病的养生保健法。其属于温热疗法，适合于皮肤病、关节痛、肌痛病的治疗与保健。

5. 水中运动。其是指在水中进行各种体育锻炼的水疗方法，有水疗和医疗体育的双重治疗作用。这适用于肢体运动功能障碍、关节萎缩、肌张力增高的患者。借助于水的浮力，患者在水中可以进行主动运动，如体操、游泳、单杠、双杠、水球等，也可以在医务人员的指导和帮助下进行肢体和关节的被动运动，以及进行水中按摩等。

6. 水下洗肠浴。其是将浸浴与连续洗肠结合起来的治疗方法，适用于肠道功能紊乱、慢性肠炎、慢性胆囊炎、肥胖症、幽门痉挛及荨麻疹等患者。但这需要有特别的装置，且应在医生指导下进行。

7. 芳香SPA。其又称“芳香水疗”，是指利用天然的水源结合沐浴、按摩和香熏等综合手段，促进人体新陈代谢，满足听觉、嗅觉、视觉、味觉、触觉和冥想等愉悦感。其主要功能有放松肌肉、促进血液循环、漂白皮肤、清洁毛孔、清除体臭及去除皮肤老化角质层等的作用，给人以活力与健康。

8. 大肠水疗。由专业医务人员操作，利用专用清肠仪器，定期对肠道进行大扫除。这适合于便秘、腹泻、结肠炎、腹胀、胀气、寄生虫感染、肠无力症、平衡肠道菌群、粪石阻塞症、口臭及轻度痔疮等的治疗，并有一定的预防肠癌的作用。

您适合水疗吗?

水疗适应人群比较广泛，如原发性高血压、血管神经症、胃

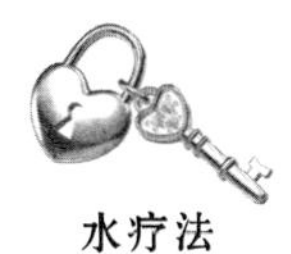

肠功能紊乱、便秘、风湿病和风湿性关节炎、痛风、神经痛、神经炎、慢性湿疹、瘙痒症、大面积瘢痕挛缩、银屑病、关节强直、外伤后功能障碍、手足冰冷、皮肤病、糖尿病、脑卒中(俗称“中风”)后遗症、内分泌失调、妇科病、心脑血管病、亚健康恢复等患者群体都较为适合。

不过,水疗作为一种医疗方法,也不可能包治百病。它对有些病患无效,甚至可能加重病情,这些病患应被列为禁忌,请看如下“黑名单”。

1. 心肾功能代偿不全者。

2. 活动性肺结核患者。

3. 恶性肿瘤和恶病质患者。

4. 身体极度衰弱者。

5. 各种出血倾向者。

6. 大小便失禁者。

7. 对水惧怕的心理障碍者。

Part 4　医院内

挂　号

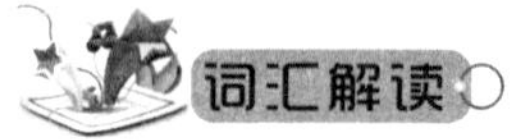

挂号是指编号登记，如将患者的姓名、性别、年龄、看病科室等信息进行登记，是医院看病的第一道程序。

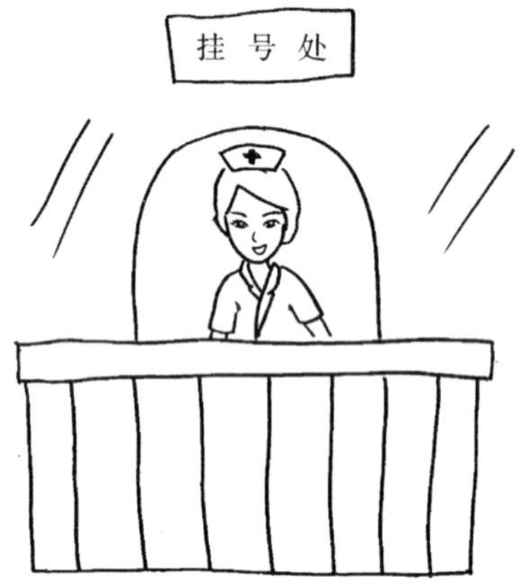

挂错号了吗?

经过咨询、挂号、候诊……患者终于走进了诊室，开始向大夫诉说身体的不适。患者刚说完一句，大夫就皱起了眉头。患者的第二句话还没说到一半，大夫毅然做了个停止的手势，说："您挂错号了，重新挂号去吧"。患者感慨道：唉，近两个小时算

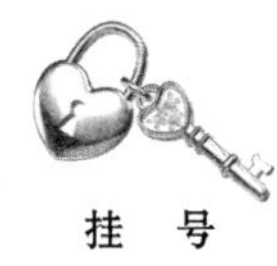

白忙活了，绕了一圈又回到了起点。患者走出诊室一看，心情更加沮丧了，排队挂号的队伍还是那么长……

这一幕在大医院不鲜见吧，不少人经历过类似的尴尬与无奈，挂错号、走错门已成为一个大众问题。究其原委，不外乎3个方面。

1. 医院分科越来越细，不再像以前那样只分内科、外科、妇产科、儿科、五官科等几个综合科室，而是细化为各种小专科。就说内科吧，内科已分为呼吸内科、消化内科、肾病科、心血管内科、神经内科、内分泌科和风湿科等。此举虽有利于医生专业学识与技能的提升，却增加了普通百姓就医的难度，挂错号现象比比皆是。

2. 疾病本身的复杂性所致，一种症状往往牵扯到多种疾病。以头痛为例，原因可能就有感冒、原发性高血压、脑血管病、颈椎病、糖尿病等好几种，而每种病就是一个专科。如感冒属于普通内科，原发性高血压属于心血管内科，脑血管病属于神经内科，颈椎病属于骨科，糖尿病属于内分泌科。患者不是大夫，搞不清楚自己生病是因为哪种原因，只有靠猜来选择科室，与撞运气差不多，十有八九会重演本文开头的一幕。

3. 患者的问题。如：患者比较“糊涂”，说不清病情，只能含糊地表达自己“不舒服”，导致挂号员或导诊员做出错误的判断；或患者凭借自己的一知半解，或听同事、朋友的经验，先入为主地进行“自我诊断”。另外，患者对医生缺乏信任，为求“保险”而在好几个医生处看同一种病，治疗一两次没见效果就换医院、换医生、换科室。“打一枪换一个地方”，也是造成“挂错号”的因素。

那么，挂错号的后果到底会如何呢？挂错号的后果绝不仅仅是浪费时间或损失了挂号费那么简单，可能延误病情，失去最佳的治疗时机，甚至造成误诊误治，给患者造成严重的健康与经济损失。

挂对号有招

不难明白，看病也是有学问的。每个人都要虚心学习，尽量多积累一些医学知识与技巧，以免重蹈覆辙。

首先，平时有意识地多从医药权威书报以及网站上了解相关信息，做到心中有数，避免生病时慌乱茫然，重蹈"病急乱投医"的覆辙。

其次，最好先到社区医院就诊。社区大夫多为全科医生，可以大致判断出患者的症状属于哪个器官或系统，进而对患者转诊提出具体的科室建议。若到大医院就诊，则应先向导医员咨询，让导医员帮忙确定该挂哪个科室。为了能将自己的病痛尽量说得清楚、准确些，在就诊之前就"预习""准备"好说辞，以免表达过于含糊与笼统。如果一时确定不了，不妨挂一个综合科室的号，如大内科、大外科、骨科、心脑血管科等，再听从分诊人员的安排，可减少盲目性。

另外，如果久治不见效果，要向医生多问几个为什么，并提醒医生有没有可能是其他科室的疾病，并尽可能多地为医生提供疾病症状的相关信息。

挂号中的两大难点

据统计，在诸多症状中，疼痛最容易让人挂错号；而在各年龄段中，更年期则是"走错门"的高峰年龄段。下面，笔者就以这

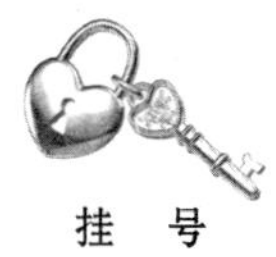

两大难点提出建议，供您在挂号时参考。

先说疼痛吧。包括疼痛的部位、时间与性质等，都与病因相关。

1. 头痛。患者头部昏痛或胀痛，范围较广泛，可能是患有原发性高血压，应挂心血管内科。患者头部昏沉嗜睡，或血管一张一缩，可能是患有脑血管硬化，应挂神经内科。患者头部受了外伤，不论有无出血，都要到神经外科就诊。其他如长期疼痛找不到原因者，应挂疼痛科。

2. 腹痛。患者上腹痛伴有恶心、食欲减低、吐酸、嗳气，可能是患了胃炎或溃疡病，应挂消化内科。女性下腹痛且伴有阴道出血，或者正值孕期，应挂妇产科。无论男女，右下腹持续性隐痛，伴有低烧、腹泻等，可能是患有阑尾炎，要挂外科。

3. 胸痛。患者胸口或胸前疼痛，伴有心慌、气短等症状，可能与心脏病有关，首先要挂心血管内科。患者因骨折等外伤导致的疼痛，尤其在弯腰、侧弯等转位动作时加重，可能要挂骨科。患者胸痛持续，皮肤上有成串小泡，可能是带状疱疹，要挂皮肤科。

4. 腿痛。多数情况下，其与骨关节有关，首先考虑挂骨科。若患者膝、手、肩等多处大关节疼痛，且呈游走性，则挂风湿免疫科。若小腿肚肿胀，手指按压疼痛加重，可能是深静脉血栓“作祟”，应到血管外科就诊。

5. 牙痛。一般人牙痛都会去看牙科，但有部分人可能“走错门”。如患者牙痛的另一侧嘴和脸也感觉疼痛，并有鼻塞或流脓鼻涕的症状，可能是耳鼻部感染，应挂耳鼻喉科。再如，牙痛经常是在运动或劳累后出现，则要考虑心绞痛的可能，应挂心血管内科。

再说更年期女性。调查显示，大约只有30%的更年期女性直接去妇科就诊，其他则去了内科或骨科就诊。换言之，走错门者高达70%。原因在于她们被更年期的症状“忽悠”了，如骨与关节疼痛明显者往往去了骨科，记忆力衰退或疲劳感明显者多去了内科。殊不知这些正是中国女性更年期的主要症状，出现率高达50%以上。而潮热、盗汗等乃是欧美女性更年期的主要症状，在中国女性中则较为少见。另外，中国女性情绪抑郁、烦躁、失眠、易怒等神经、精神症状的发病率也较欧美女性高。当了解这些特点后，您就不会再“走错门”了。

健康体检

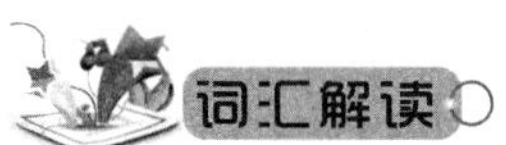

健康体检是指医生通过医学手段和方法（如验血、超声、X线检查），对人进行身体检查，了解其健康状况，捕捉疾病线索和健康隐患，以收到早诊早治的效果。

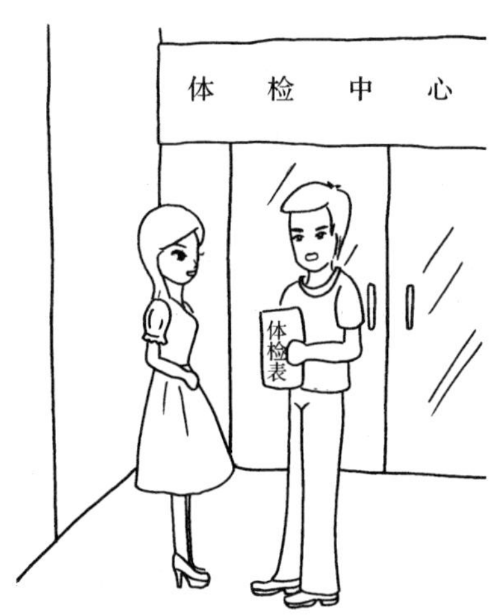

有病去医院是天经地义的一件事情，而无病也要去医院吗？这同样也是天经地义的一件事情！前者是去看病，后者是去查病，就是通常说的“健康体检”。“看病”与“查病”仅一字之差，却反映了人的两种状态：前者源于疾病所迫，是一种被动行为；后者则体现了“预防为主”的思想，属于主动保健的范畴——而这恰是医学专家着力倡导的现代保健观的核心所在。

健康体检三大回报

健康体检算得上是价廉物美的“投资”，收获绝对是“超值”的，至少可以获得三大回报。

1. 发现体内处于隐匿状态的疾病，在早期就将其“侦察”出来，并“绳之以法”。就说知名度不逊于感冒的原发性高血压吧，当血压升高的幅度不是太大的时候，患者没有不适的感觉，而一旦出现症状，心、肾等器官可能已经受到某种程度的伤害，再治疗就难免有“亡羊补牢”之憾了。

再说恶名仅次于原发性高血压的高脂血症，不做血液化验根本无从发现该病。患者会觉得自己很健康，照样大吃大喝，致使脂质越来越多地沉积于血管壁上，导致动脉硬化而诱发冠心病，故高脂血症有“无声杀手”之称。定期进行健康体检，完全能够让其“原形毕露”，然后调整食谱并给予降脂治疗，将血脂水平降至正常水平，以阻止动脉硬化的发展，促使其向好的方向转化，从而远离“无声杀手”。

对于令人谈之色变的癌症，早期捕捉到它的蛛丝马迹，并借助于手术刀将其扼杀在萌芽状态下，也意味着患者的治愈率将得到大幅提升。而大多数癌症被发现时已处于晚期，再高明的医生也回天无力，这也是人们常在癌症与死亡之间画上等号的原因所在。例如一位自己感觉很健康的人，在体检中发现血沉增高。经医生深入检查，原来是直肠上段有一小块菜花样肿物在“作祟”，病理检查证实是上段直肠癌。医生立即施行手术切除，结果使患者康复如常。

统计资料显示，对于探测那些“自我感觉良好”而实际已有“萌芽”的病变，健康体检可谓功勋卓著。某大型企业集团曾在

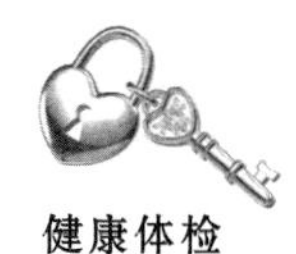

10个月内为1.2万名女职工做了体检。体检查出子宫肌瘤患者有900多人,卵巢囊肿患者有80多人,另有40多人患有其他盆腔肿瘤,50多人患有乳腺包块,至于阴道炎、宫颈糜烂和宫颈息肉等更是屡见不鲜,特别是在中老年妇女中的发病比例高达80%。这份资料以不争的事实为世人敲响警钟:健康检查的确太有必要了。

2.健康体检有助于早期找到某些不适症状的"真凶",避免因误诊误治而造成的经济浪费与健康损失。由于引起某个症状的病因通常不止一个,加上一般人医学知识匮乏或对医学知识一知半解,往往将此病误为彼病,"指鹿为马"而导致"冤假错案"的发生,从而延长了病情并增加了痛苦。健康体检可以让医生主动出击,正确诊断,为"冤假错案"平反。这样的例子多得举不胜举。

①丘某,男,工程师,长期自认为得了"风湿痛",抗风湿药物也吃了不少,总是不见效果。在健康体检中,医生发现其血液中的尿酸浓度升高,确诊为痛风,改用别嘌醇治疗,疼痛很快得到了缓解。

②荀某,女,中学教师,长期自认为得了慢性妇科炎症。在一次健康体检中,医生发现她得的是卵巢肿瘤。后来,她经过手术治疗而痊愈。

③顾某,男,长期浮肿,被某个体诊所医生诊断为肾病,但消炎、保肾治疗罔效,后在健康体检中发现其甲状腺功能低下,经服用甲状腺素治疗后浮肿明显减轻。

3.对规范人的生活行为具有重要意义。比如查出了原发性高血压、高脂血症或高血糖,但尚处于初期,患者就会反思过去的生活方式，剔除种种不健康的做法与习惯，如胡吃海喝、嗜烟贪杯、熬更守夜、疲于奔命等，从而来一次革命性的调整，将衣食住行全部纳入科学的轨道，既可使这些处于萌芽状态的疾患失去偌大的温床，又清除了其他更多严重的疾病（如癌症）滋生的土壤。既治病又防病，何乐而不为呢？

三类人当仁不让

说到这里您该明白，重视健康体检，切忌一切跟着感觉走，放弃盲目以“吃得、睡得、干得”为判断健康的标准，“没病也进医院”，才是真正的健康之道。特别要强调三类人更要坚持定期体检。

第一类人是白领族。一份调查资料显示，白领族已成为健康问题较为严重的一个群体，在4000多名31～60岁的白领职员中，脂肪肝发病率高达12.9％，肥胖症患病率达31.6％，高脂血症患病率为12.8％，冠心病患病率为3.1％。这与他们乱买零食、常吃夜宵等不健康的生活方式有关。他们如果能够每年做一次体检，就可以使不健康的生活方式及时得到纠正，从而保护心、肝等生命器官免受其害。

第二类人是40岁以上的亚健康人群。研究表明，18～40岁的人群随着年龄增长，心身轻度失调的亚疾病状态呈缓慢上升趋势；一旦过了40岁，亚疾病状态的比例骤然攀高；55岁以后，比例则更高。亚健康状态在中年以后变得明朗化，滑向疾病状态的步伐明显加快。资料显示，这些处于亚健康状态的中年人，若继续不予以理会而“我行我素”，则在不久的未来，他们中约有2/3的人将死于心脑血管病，约有1/10的人将死于肿瘤，约有1/5的人将死于肺部疾病、糖尿病、过度劳累或意外，只有不到

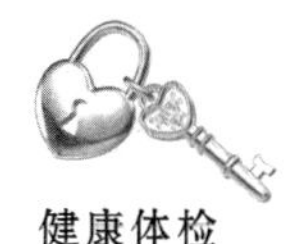

1/10的人有希望安享天年。

第三类人是慢性病患者，比如已患有心脑血管病、糖尿病、肝炎、哮喘或胃病的人。这些人虽然可以在医生的指导与治疗下得以减轻症状，但没有一劳永逸地解决问题的良方，故定时进行疾病的复诊与检查尤为重要。例如，糖尿病患者至少每一个月要查1次血糖，乙肝患者每半年要做1次肝脏超声检查，胃病患者则应每年做1次胃镜检查。这样做的目的是随时掌握自己疾病的进展情况，及时调整治疗方案，以获得最佳的治疗效果。

体检项目“大排档”

健康体检相当于给人的身体来一次年度检修，检查项目力求全面，尽量不要出现遗漏。那么健康体检具体查些什么呢？一般医院有已印制好的体检表，俗称“套餐式体检”，凡是表上有的项目都应检查。常见的项目有以下几个方面。

1. 一般项目：诸如体重、心率、血压、血脂、血糖值，以及皮肤、黏膜、淋巴结等有无变化。

2. 内科项目：包括以往患病情况，有无家族史及过敏史，心脏有无杂音及其性质，肺部有无干湿啰音。统计资料显示，大约50%的心脏病仅通过询问病史与体检即可被发现。另外，肝、脾的大小，有无压痛或肿块等也在检查之列。

3. 外科项目：包括脊柱、胸廓、四肢等有无畸形。女性莫忽略乳腺检查；男性要进行肛门直肠检查，注意前列腺有无增生或肿瘤潜伏的情况。

4. 妇科项目：包括外阴、阴道有无炎症，子宫颈有无变化，并做防癌涂片检查，子宫体有无肌瘤以及卵巢有无病变等。

5. 五官项目：包括眼、耳、口、鼻、喉，其中鼻咽部、咽喉部绝对不可遗漏，观察有无癌变的征象。

6.影像器械检查：包括心电图、X线胸片、腹部超声等，重点在于了解心脏情况，肺部有无结核、肿瘤，以及肝、胆、脾等器官的情况。另外，直肠镜、结肠镜、胃镜等器械检查，对于发现胃肠道炎症与肿瘤，均有重大的意义。

7.化验项目：主要有尿、大便、血液三大常规检查。另外，还有肝功能、肾功能、血糖及血脂等化验项目。

"大锅饭"与"小灶"相结合

上述项目皆为常规体检"套餐"，不妨称为"大锅饭"。可人皆有其特殊性，"大锅饭"容易让某些疾病"漏网"，从而留下隐患。举个例子，某机关的靳先生近日突然被告知患上了肺癌，可就在一个月前单位组织的体检单上赫然写着"两肺未见异常"的结论。相隔仅仅一个月，完全相反的结论令他震惊不已。其实细想一下也不足为奇，人的个体差异那么大，多发病的种类又那么多，加上常规体检存在着不少缺陷，比如：心电图只能发现处于发病期的心脏病，而很难捕捉隐形冠心病；普通X线透视难于发现较小的肺部肿瘤(靳先生即源于此)，因而被谎报了"平安"。因此，近年来医学界响起了一个新口号，叫作"个性化体检"，或者叫"开小灶"，能在一定程度上解决这一类"纰漏"。

如何"开小灶"呢？受检者应先向医生咨询，如实地告诉医生自己的家族病史、本人病史，以及现在的一些不适症状。医生再结合性别、年龄、职业等因素，为受检者量身制作体检方案，这样针对性就强了。一般说来，个性化体检可归纳为几个"有别"。

1.男女有别。如女性要做妇科检查，男性须做男科检查。另外，男性的检查要紧扣生活方式。因为相对于女性来说，男性

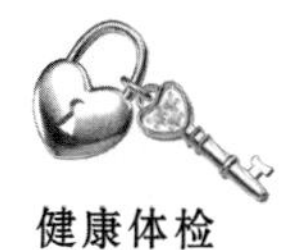

有抽烟、喝酒等不良生活习惯的人较多，故与生活方式相关的疾病发生率高，诸如原发性高血压、糖尿病及脂肪肝等。而且男性往往对自身健康的重视程度远不如女性，这也是一个值得关注的问题。

2.年龄有别。在性别的基础上，年龄不同，检查的项目也应有所侧重。先说女性，29岁以前，至少每年做1次妇科检查，5年做1次全面检查；30岁以后，则应坚持每年1次的全面体检，重点筛查妇科和乳房疾病；40岁以后，可能会出现内分泌方面的问题，易与骨质疏松症结缘，可增加雌激素水平与骨密度测试的体检项目；50岁以后，应接受血压（至少每2年查1次）、乳腺癌（每2年做1次乳房X线检查）、子宫颈癌（每3年接受1次宫颈涂片检查）、肠癌（每10年做1次结肠镜检查）等筛查；60岁以后，除继续做50岁以后的检查外，还要增加骨质疏松症筛查（每2～5年做1次X线骨质密度检查）等。而男性呢？20岁时，做第一次胆固醇检查，以后每5年检查1次；40岁时，做第一次前列腺检查；50岁时，做第一次直肠镜检查，以后则每3～5年做1次检查，其他如生殖系统、泌尿系统疾病发病率也开始增加，亦不可漏掉；50岁以后，须保持血压、胆固醇和肠癌筛查；60岁以后，增加腹部主动脉瘤筛查；70岁以后，保持血压、胆固醇和肠癌筛查。

3.职业有别。比如文案工作者、出租车司机等久坐人群容易出现脊椎问题；电脑一族罹患眼疾的可能性较常人高；教师、歌唱家、演员等经常用嗓，声带息肉或小结等喉咙病的发病率增高，故做一些有关这方面的检查大有必要。而学生呢？视力、听力、血液、智力、营养发育状况等应在检查之列。特别是某些特殊职业可引发职业病的情况，如煤矿工人与尘肺等，亦应注意检查相关部位。

4.疾病有别。如人患有某种疾病，则须针对特定疾病进行检查。以糖尿病为例，不妨定期检测与糖尿病相关的各项指标，如空腹血糖及餐后血糖、糖化血红蛋白等。患有癌前病变者，应增加查癌项目，如癌胚抗原、甲胎蛋白及B超等。另外，宫颈糜烂患者要监测乳头瘤病毒的感染情况，因为此种病毒与宫颈癌有某种渊源。

男女都应接受的筛查项目如下。

1.酒精滥用筛查。这类检查旨在防止受检查过量饮酒，帮助其将饮酒量控制在安全范围内。

2.抑郁症筛查。“过去两周是否感觉情绪低落或失望？”“是否对自己喜欢做的事情失去兴趣？”若此类症状持续两周或更长时间，则必须提高警惕。

3.糖尿病筛查。空腹血糖检查(禁食8小时后进行)。

4.丙肝筛查。丙肝容易导致包括肝癌在内的严重肝病。

5.性病(HIV、衣原体、梅毒、淋病)筛查。无保护性爱、有性病病史、注射过毒品或者曾经输过血的人群应接受性传播疾病筛查。

6.肥胖症筛查。每年自查一次BMI(身体质量指数，身高体重比)，BMI超过30即为肥胖。

7.吸烟成瘾筛查。吸烟与疾病关联密切。每次看医生都应该查一次，将吸烟情况如实地告诉医生。

体检准备莫马虎

健康体检是早期发现疾病、提高健康水平的重要手段，涉及的方面也较多，需要做好准备工作。以下几点不可马虎。

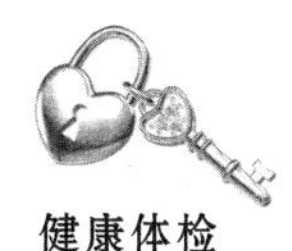

1.体检前几天要注意休息,休息不好会对血糖、血脂和血压值有一定的干扰;还要安排好饮食,暂停摄取油腻与不易消化的食物,戒烟酒,莫吃有害肝、肾功能的药物。体检前一天不要做繁重的体力劳动或剧烈运动,避免情绪激动,保证充足睡眠,不参加聚会,避免暴饮暴食,晚上8点后不再进食。

2.带齐相关的健康资料,如病历、检验报告单、各类照片资料、诊断证明书等。有些检查需要先饮水,故最好带上喝水的杯子。女性还要带上毛巾、卫生纸之类的物品。

3.体检当天不要化妆,化妆包括用口红、指甲油、睫毛膏及面部彩妆等。否则可能影响医生对某些疾病的判断(如贫血、心脏病和呼吸系统疾病等)。有过面部整容者,要向医生讲明,以便判断是否有遗传疾病。另外,体检前应对口腔、鼻腔及外耳道做一些清洁处理。

4.某些特殊检查需要做一些特殊准备,要按照医嘱做好。比如:大量喝水憋尿(妇科B超、前列腺B超);不要吃药、喝水(胃镜检查);进少渣食物和洗肠(结肠镜检查)等。

5.穿着简单,衣、裤、鞋等力求解脱方便。女性勿穿连衣裙、高筒袜、连裤袜,男性不要打领带、穿高领套头衫或紧袖上衣、紧身裤,以免穿脱麻烦。

6.精神放松。用一种平常的心态去参加体检,切忌紧张,以使检查结果得到客观、真实的反映。检查过程中若出现不适或疼痛,及时向操作的医护人员提出,不可勉强坚持,以免发生意外。

7.留取好标本,如尿液标本、粪便标本等。先说尿液标本的留取。要采用医院提供的清洁容器。若用不清洁的容器,会使尿液中的某些化学成分或有形成分被破坏而影响检查结果。并且要在留尿后 30 分钟内送查，故体检者应在医院内留尿，防止尿液留取时间过长。同时留取的尿液应是在膀胱内停留 4 小时以上的尿液，故留尿前不要大量饮水，以免稀释尿液，影响细胞数量。女性留取尿液时，应避开月经期，防止阴道分泌物混入，对结果产生影响。体检者应在清洗外阴后，取中段尿液送检。再说粪便标本的留取。检查前 3 天不吃含血食品（如血豆腐、血肠等），以防结果不准确。标本应在留取后 30 分钟内送化验室。粪便标本中不可混入尿液。如大便有黏液或血液，体检者应注意挑取含黏液及血液的部分作标本，目的是尽量为医生提供准确的信息。

正确对待体检结果

面对体检结果，一是对于查出来的问题不要紧张，应接受医生的建议，正确处理。例如肝脏或肾脏发现良性小囊肿或血管瘤，不必担心，只需定期复查即可。二是不可疏忽某些可疑线索，务必深入检查、穷追到底，直到弄清楚为止。三要保存好报告单，不要一看正常便随手弃之。体检报告中的每一个数据是对整个身体状况的细分。医生往往要参考上次的体检数据，通过对比，才能判断体检者是否存在潜在的疾病。虽然在去年和今年的体检结果可能都是正常的，但如果其中某项指标有了很大变化，那就有必要引起重视了，因为可能有某种疾病发病的倾向。医生经过对不同时间体检结果的比较，会发现一年来您的身体状况的变化，有利于及时做出诊断或防范。

至于某种疾病患者，则更有必要保存报告单，以便及时将以往的体检报告提供给医生，医生会更有针对性地拟订治疗方案，或对以往的方案进行调整。

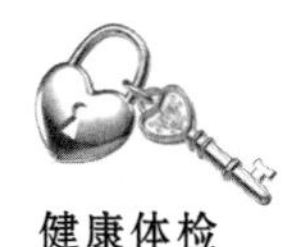

重视检查指标的临界点

当体检者拿到体检报告后，体检报告上虽无“向上”或“向下”的异常标记箭头，但可能发现有些指标很靠近正常参考值的上限，处于“临界点”。您可得注意了，这意味着体检者已有较大的健康风险，应在专科医生的指导下进行预防。

1. 血糖“临界点”：每升血 5.5 毫摩尔。空腹血糖正常参考范围为每升血 3.9～6.1 毫摩尔。若体检者的结果为每升血 5.6～6.1 毫摩尔，则体检者的空腹血糖偏高，患糖尿病风险较大。体检者需要开始注意控制饮食，减少高热高糖食物的摄入，增加有氧运动，定期监测血糖。

2. 血压“临界点”：130/80 毫米汞柱。血压正常值为收缩压≤140 毫米汞柱，舒张压≤90 毫米汞柱。当舒张压达到 80～90 毫米汞柱或收缩压达到 130～140 毫米汞柱时，就属于“高血压前期”了。如果血压长期处于正常偏高范围，发生高血压的风险便会呈直线增高的趋势。血压超过“临界点”就意味着大血管的血管壁弹性有所减弱或者已有一定程度的狭窄。40 岁以上、吸烟饮酒、肥胖、经常熬夜、饮食口味偏咸、有高血压家族史或精神高度集中等的人群属于高危人群，需经常主动监测血压，并调整生活方式，如摄入低盐、低糖、低脂食物，勤上运动场，睡好觉等。

3. 低密度脂蛋白“临界点”：每升血 2.6 毫摩尔。低密度脂蛋白的参考范围为每升血 0.36～3.36 毫摩尔，其“临界点”为每升血 2.6 毫摩尔，超过临界点往往意味着体检者血液黏度增高，血管壁弹性减弱，发生血管壁动脉粥样硬化的风险变大。40 岁以上男性、绝经女性、肥胖、血脂异常波动或有心脑血管病家族史者等人群是高危人群，出现正常高值时，更易发展为高脂血症患者。其需要及时就医，必要时服用降脂药，坚持低脂饮食，适量运动。

医院体检与自检相结合

医院体检虽然全面而且可靠，但毕竟次数有限，一年一次或最多一年两次。其余的大部分时间便失去了医生的监控。以妇科检查为例，生活中不就常有年年做妇检，结果却仍有某些疾患（包括癌症）漏网的病例么？因此，还需要有对定期医院体检做补充的方法，这就是发挥自己的主观能动性，经常进行健康自检。以女性为例。

一是自检白带。白带乃是女性生殖器官健康状态的“敏感晴雨表”。一旦疾病“莅临”，白带往往出现量与质的变化，表现为质地、颜色与气味的异常（如发臭、脓性、豆腐渣样等），这就提醒女性该去看医生了。

二是自查月经，注意观察月经的规律与量的多少。如月经该来却迟迟不来（除妊娠外），或者干脆“罢工”（闭经），或者来得过多，这些都是诸如多囊卵巢综合征、子宫肌瘤及黏膜下肌病等妇科病的信号。

三是自检乳房。乳房乃是女性身上的“是非之地”，小到发炎、大到癌症——不少疾病“觊觎”着这两处多事之“丘”。因此，女性要特别留心，经常看、摸，以便及早发现可能存在的隐患。

总之，将医院体检与自检结合起来，无异于给身体上了“双保险”，健康便有了双重保障。

别忘了中医体检

您是否有过这种情况：明明有头晕头疼、两眼干涩、失眠健忘、疲倦乏力、食欲不振等不适感，可到医院又查不出什么。对

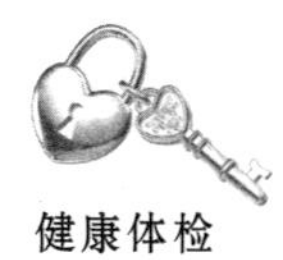

此困惑不已，不知道该怎么办才好。其实很好办，将手伸向中医师，请中医把把脉，很可能病因以及解决方案就一清二楚了，这就是时下正在兴起的中医体检，您可别忘了哦。

中医体检指的是中医师在“天人合一”、人体阴阳平衡、五脏相生相克等中医学理论的指导下，用传统的“望闻问切”等方法，确定被检者的体质、脏腑与健康状况，给出中医治疗的对策和日常养生的指导，包括饮食宜忌、食疗建议、起居运动、健康习惯培养以及心性、情志调节等，从而达到养生益体、防治疾病、提升健康素质的目的。

中医体检与西医体检有何不同呢？西医体检是用医疗仪器（如血液生化仪、X 线、B 超、CT 以及磁共振等）检测身体可能隐藏的疾病，优点是可量化、有数据，对于被检查者有病无病的情况一目了然；但缺陷也不容讳言，那就是可漏掉处于疾病临界状态的亚健康人群（如本文开头提到的情况），同时价格昂贵（如 CT、磁共振），并且有一定伤害（如验血要进行静脉穿刺抽血，X 线透视以及 CT 使人体接受了一定量射线）。中医体检虽然不能用数据说话，显得有些笼统，甚至给人以模糊的感觉，但可侦查到亚健康状态，发挥“治未病”的优势（如肿瘤患者在肿瘤被西医师发现之前，中医师就可从脉诊与望诊上发现端倪），而且费用低，无创伤，简单方便，可多次重复检查。

中医体检项目有以下三类。

1.“望闻问切”四诊合参：包括整体检查（神、色、形态），局部检查（面色、五官九窍、络脉、肌肤、手足、胸腹），舌象检查（舌质、舌苔），脉象检查，问诊（身体情况、感觉、饮食、习惯、疾病史等），闻诊（气味、声音）等。

2.体质分型：人的体质分为9种，包括平和质、气虚质、阴阳质、阳虚质、痰湿质、湿热质、瘀血质、气郁质和特禀质。除平和质外，不同的体质皆有不同的健康问题，进而中医师给出有针对性的防病建议，或选择针灸、按摩、火罐、刮痧等干预指导；对体质偏颇较重的，为其配制个体化中药调理，将疾病扼杀在萌芽状态。

3.保健防病指导：①饮食调节；②起居调节；③情志调节；④音乐调节；⑤经络调节；⑥色彩调节；⑦运动锻炼等。

中医体检有适宜的对象。不妨来个对照，看看是否需要找中医师把脉。

1.儿童：处于成长过程中，随时了解他们的身体健康状况，并有针对性地给予呵护，有助于其少生病、不生病，始终保持良好的发育态势。

2.亚健康人群：对于自感不适、西医体检又无明显指标异常者，中医师可以从总体上把握患者的身心状况，及早发现健康隐患，提出个性化的养生防病方案。

3.老病号：身体出现明显症状，如疲倦、气短、多汗、怕冷或怕热、口干或口淡等，但西医检查结果正常，或虽有异常但治疗效果不佳，中医可助其一臂之力。

4.打算进补者：补方只有适合自己的体质与病情才能发挥作用，所以进补前一定要请中医师把关，搞清自己的体质，并让中医师有针对性地拟订食补与药补方。

如果有属于上述几种情况中之一者，那么就意味着应该做中医体检了。但要获得预期效果，体检前的注意事项务必牢记在心。

1.体检前不要吸烟、饮酒、进食，尤其不要吃乌梅、葡萄、橘子及口香糖等食物，否则会影响舌苔与脉象，导致检查失真。以

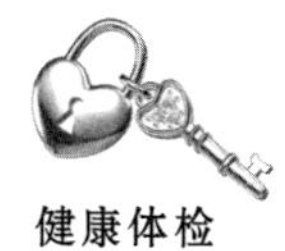

舌苔为例，其乃是窥探五脏六腑的一面“镜子”，如：舌苔厚且白腻，意味着体检者有气虚；舌苔黄腻，说明体检者体内有湿热。而摄取橙汁、橘子或黄色药片（如维生素 B_2 片）容易让舌苔变黄，摄取话梅、杨梅或可乐可让舌苔发黑，喝牛奶或豆浆容易使舌苔变白腻，从而造成假象而误导医生。

2. 体检前也不要使用香水、花露水等气味浓烈的护肤品，以免影响闻诊的准确性。更不要化妆，中医师需要从患者脸色、唇色判定其气血状况，如：气血足则皮肤健美、容颜润泽；而脸色萎黄、苍白，多数是血虚倾向。化妆则掩盖了肌肤原有的状况，给医生的诊断带来困难，甚至导致错误的判断。

3. 如实回答中医师的询问，如疾病史，身体不适的情况，女性的孕期、经期以及夫妻生活等。

4. 在一次体检过程中，以先做西医检查后再做中医检查为妙。中医体检是在西医体检的概念上发展起来的，两者各有长处与不足，故将两者结合起来以取长补短、优势互补，体检结果将会更加准确。举例：在中医体检前，辅以一份由血压、血脂、血糖、肝肾功能以及心电图等检查组成的西医检查报告单，将会有助于中医师的正确判断以及调养计划的制订。

5. 季节交换之际是做中医体检最适宜的时机，因此中医体检一般一年做 4 次比较好。

6. 选择的中医师应至少有 20 年或以上的从医经历，且有一定的社会知名度。中医体检的最大硬伤在于没有量化标准，全靠检查医生的经验。为求体检的科学性与可靠度，当以理论基础扎实、临床经验丰富、社会认知度较高的资深中医师担当主检医生。

男　科

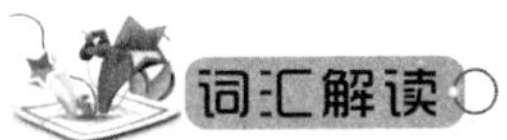

男科是医院专为男性患者设置的一个科室，负责诊治男性生殖系统的疾病。

女人看妇科，男人也要看男科吗？答案是肯定的。遗憾的是，不少男性或误以为男科病就是性病，或不了解男科看什么病，以致主动就诊者寥寥无几，造成有病得不到及时诊治的不良后果。现在是到澄清及认识它的时候了。

学会与男科相约

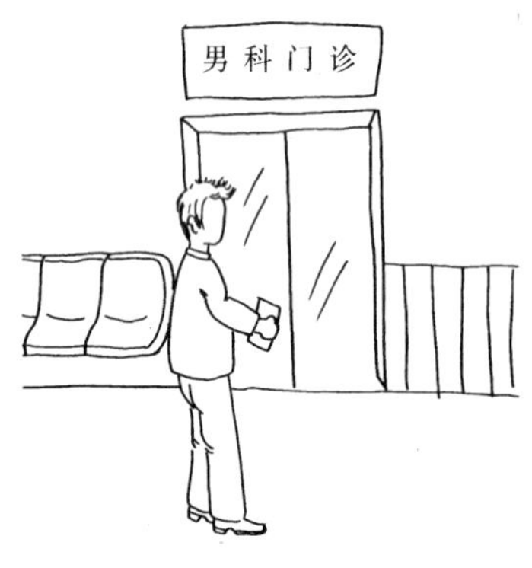

医院男科诞生的时间还不长，以前由泌尿外科、泌尿内科、内分泌生殖学科及皮肤科等科室分散地担负职责。近年来，许多医院开始集中形成一个新的内涵丰富的科室。那么，您知道在男科能看哪些病吗，或者说男科能帮男性解决哪些问题吗？现在就来揭晓。

1. 性功能障碍：包括性欲障碍（如性欲低下、无性欲、性厌恶、性欲亢进、性欲倒错），勃起功能障碍（如阳痿、异常勃起），射精障碍（如早泄、不射精、逆行射精），情感障碍（如性交疼痛、感觉异常、痛性勃起、痛性射精、性高潮减退或无性高潮）等。

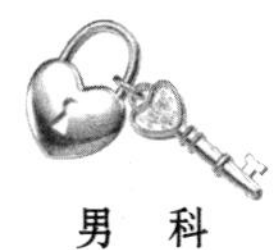

2.前列腺疾病：包括前列腺炎（如急性细菌性前列腺炎、慢性细菌性前列腺炎、慢性非细菌性前列腺炎），前列腺增生症，前列腺先天异常（如前列腺完全或部分缺如、异位前列腺、前列腺囊肿）。

3.性心理障碍：包括同性恋，恋物癖（所恋物体均为异性接触的东西，如乳罩、内裤等），异装癖（又称异性装扮），露阴癖（反复在陌生异性面前露出自身生殖器），窥阴癖（反复暗中窥视异性下身、裸体或他人性活动，以达到自身性兴奋的目的），摩擦癖（在拥挤场合或趁对方不备之际，以性器官摩擦或触摸异性身体，以达到性兴奋的目的），性施虐与性受虐癖（以向性爱对象施加虐待或接受对方虐待作为性兴奋的主要手段），易性癖（持续存在改变自身性别的强烈愿望）等。

4.男性不育症：引起男性不育的疾病很多，与环境因素也有关，包括睾丸疾病、精子异常、内分泌障碍、环境激素的影响，以及药物、化学物品、射线的毒害等。

5.生殖系统疾病：包括阴茎发育异常（如真假两性畸形、小阴茎、重复阴茎、巨阴茎、阴茎扭转、阴茎阴囊转位、蹼状阴茎、先天性包茎与嵌顿包茎、尿道上裂与下裂），睾丸先天异常（如单侧和双侧隐睾症、无睾症、多睾症、异位睾丸），精子运输通道障碍（如输精管缺如、狭窄、瘢痕、梗阻、闭锁；附睾发育异常；精囊发育异常和精囊囊肿），生殖器发炎（如急慢性睾丸炎、输精管炎、精索炎、附睾炎），精索静脉曲张，鞘膜积液（如睾丸鞘膜积液、精索鞘膜积液和交通性鞘膜积液），阴茎硬结症，生殖系肿瘤（如阴茎癌、睾丸肿瘤、阴囊鳞状上皮癌、附睾腺样瘤、间皮瘤、囊腺瘤、精索脂肠瘤、纤维瘤、平滑肌瘤、黏液瘤及皮样囊肿）等。

如何看好男科病

要看好男科病，须把握好几个要点。

1. 做好精液检查。精液检查是男科检查最常用的检查项目，是诊断男性生殖系统疾病，尤其是寻找不孕不育原因的重要依据，一定要按医嘱做好。

2. 暂停两类药物。有两类药物可能影响男科检查。一类药物是治疗前列腺增生症的，如5α-还原酶抑制剂，具体指保列治、非那雄胺等。因为长时间服用这类药可抑制患者血清中一种叫作前列腺特异抗原（PSA）的水平，而PSA检查是判断一个人是否得了前列腺癌的重要依据。换言之，保列治等可能让前列腺癌在检查时“漏网”。另一类是性激素类药物，如睾酮、雄激素等。这类药物会对性激素、精液常规等检测结果造成干扰，影响对不育症等的诊断。

3. 带上病历本。几乎所有严重的全身性疾病（包括慢性病）都可以降低男人的性兴奋，导致性欲低下。换言之，不少男科疾病可能是全身性疾病的早期症状或预警信号。医生可沿着男科病“顺藤摸瓜”，找到“作祟”的原发病，以收到标本兼治的效果。以勃起功能障碍为例，其在表面看是男科病，但祸根可能是原发性高血压、糖尿病。只有控制好血压与血糖，将祸根消除，勃起功能障碍才会得到解决。因此，当决定看男科时，一定要带上以往的病历本，或者主动将病史告诉医生，帮助医生得出准确的诊断。

4. 在检查前，别洗澡。泌尿、生殖系统疾病往往要将尿道和会阴部的分泌物作为重要的表现、体征或化验标本。有经验的医生在充分了解病史后，通过分析这些分泌物的性状，包括所在

位置、范围、颜色、气味、浓稠程度、是否伴有血液及脓液及与周围器官组织的关系等，就能对疾病猜得“八九不离十”，初步做出临床诊断。因此，如果患者发现会阴部（如尿道口、阴茎、包皮和阴囊等处）出现明显的分泌物，不要清洗，应尽量保留，包括内裤上的残留物。这能为医生检查提供最直观的“证据”，以使其在诊治过程中少走弯路。

5.最好“夫唱妇随”。当就诊者因不育、性功能障碍或前列腺疾病等到男科就诊时，在不影响夫妻关系的前提下，最好“夫唱妇随”，尽量动员妻子一起去男科，有助于增进彼此对疾病的了解和认识，为接下来的治疗奠定基础。举例：有的男性出现性功能障碍，可能是精神心理因素，根源就在妻子身上。通过医生的讲解，可以消除彼此间的疑虑，减少夫妻之间紧张关系的干扰，并让妻子了解治疗方案，给予默契配合，使药物发挥最大功效。夫妻必须认识到，性是两个人的事，互相理解最为重要，“一个巴掌是拍不响的”，双方共同努力才是王道。

6.诉说病史要直截了当，不可支支吾吾、遮遮掩掩，最好是“竹筒倒豆子——直来直去”。男科往往涉及人的隐秘部位，虽说现代人对性话题也不再那么避讳了，但在一些年龄较长的男性身上仍旧有保留。他们羞于直接面对，在诉说病史时常常避重就轻，或绕着圈子走，给医生的诊断带来不少干扰，既耽误了时间，又浪费了金钱，最终受损失的还是患者自己。因此，即使是“隐私问题”也要直截了当地告诉医生，医生会按照职业操守，为患者保守秘密的。

精液检查注意事项

1.做好检查前的准备工作，如检查前2～3个月戒烟、戒酒；

检查前1周忌桑拿、泡澡；检查前3～7天暂停夫妻生活，包括无手淫或遗精。若患有生殖系统炎症，须待治愈后再做检测。

2. 精液标本在采集后应立即送检，存放时间不得超过2小时，温度控制在25～35℃。

3. 精子数量变化范围很大，一次精液检查有时不能完全正确反映精液的真实状况。世界卫生组织要求精液常规检查要在2周内连续检查2次以上，才可以根据检查结果下结论。

4. 目前的精液检测仅限于形态检查，不是功能检查，故精液报告并非是能否生育的"铁标准"。有些男子精液检查正常却总是不能生育，而有些精液检查不正常的男子却意外地生育了。类似现象在生活中时有出现，不足为奇。

看懂精液检查报告单

精液检查项目较多，且在各地医院也不尽一致，此处只介绍主要项目。精液检查分为一般检查与显微镜检查两部分。

1. 精液一般检查项目的正常参考值如下。

(1)精液量：正常男性一次射精量约为2～6毫升，平均3.5毫升。低于2毫升为精液减少或无精症；大于8毫升，意味着精子浓度低下。

(2)精液气味：正常精液有栗花和石楠花的刺激性腥味。

(3)精液颜色：正常精液为灰白色，呈黏稠胶冻状，经一段时间后可自行液化，变成乳白透明色。若精液为红色、淡红色或暗红色，则属血精症；若白细胞增多，则属脓精症。

(4)精液酸碱度(即pH值)：正常精液呈弱碱性，pH值为7.2～7.8。pH值大于8，则可能患有急性感染性疾病，如前列腺炎、附睾炎等；pH值小于7，则可能患了某些慢性疾病。

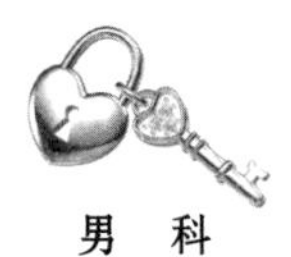

(5)精液的液化时间:正常精液在25～35℃的室温下,30分钟内会液化。若超过1小时不液化,则疑为异常;若24小时还不液化,则可肯定为异常。

2.显微镜检查项目的正常参考值如下。

(1)精子密度:正常是每升精液中含有精子数(20～200)×10^9个,一次射精的精子数为(40～60)×10^9个。如果每升精液中精子数低于20×10^9个,或一次射精的精子总数低于40×10^9个,则为精子缺乏症或少精子症。

(2)精子活力:指精子向前运动的能力。世界卫生组织最新规定,精子活力分为a、b、c和d四级。

a级:快速前向运动。

b级:缓慢或呆滞地前向运动。

c级:非前向运动。

d级:不动。

正常标准:a级精子在20%以上;a级+b级在45%以上。

(3)精子形态:正常精子占80%左右。如果精子畸形率超过50%,则将影响男性的生育能力。

营养门诊

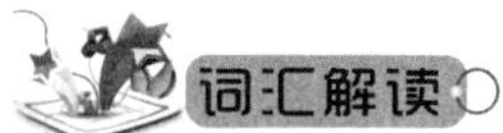

近年来，不少医院建立了新科室——营养门诊，其职责是帮助患者建立健康的饮食习惯，对亚健康人可以“治未病”，发挥预防功效；对已病者则可以发挥治疗或辅助治疗的作用。

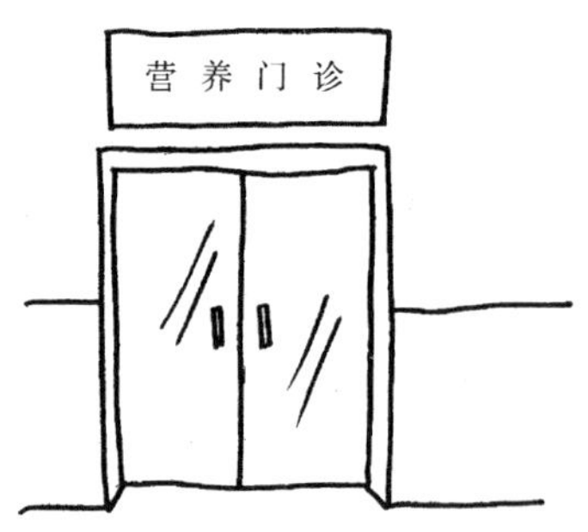

您或许看过内科、外科、五官科，却未必看过营养科。您知道吗？营养科或许更为重要呢。

身患糖尿病的刘大妈最近遇到一件新鲜事：主治大夫看了她的几次血糖检查单后，没有像往常那样开具药方，而是将她带进了另一间诊室。接诊大夫是一位中年女医生，而她与其他医生不同，女医生询问病史显得很“马虎”，只问她得糖尿病有几年了，近几次的血糖检测结果如何。接下来，女医生却不厌其烦地询问她的口味爱好、饮食习惯和起居作息时间，甚至细到了家住几楼、是否有电梯、一星期在老年活动室活动多久等“琐事”。最后，一没开具药方，二没叮嘱她忌食哪些食物，开出的却是一张“食谱”——以大米饭为主食，做菜宜选海带、黑木耳、苦瓜，建议用银耳替代红枣莲子桂圆羹中的桂圆。然后，医生嘱咐她1个月后再来做复查。

看着这张没有一味药的“处方”，刘大妈半信半疑。想不到

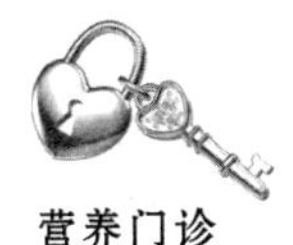

在1个月后的复查中，她拿到的竟是餐后血糖正常的报告单。刘大妈终于明白，那位中年女医生的真实身份是营养医师，开给她的“食谱”叫作“营养处方”。她的餐后血糖之所以长时间居高不下，并非选错了降糖药，而是没有吃对三餐。刘大妈尝到了找营养医师看病的甜头，严格遵循营养处方来安排三餐。半年以后，不仅血糖得到了较为理想的控制，还摘掉了高脂血症、脂肪肝的“帽子”。

营养医师是做什么的呢?

营养医师，以往的工作范围大多限于医院的食堂。近年来，随着医学模式的转变以及现代保健观的渐受重视，营养医师开始走向医院门诊与病房，于是营养门诊相继在一些大医院“亮相”了。显然，习惯了看病拿药的传统就医模式的中国人学会看营养门诊的时代已经悄然来临。

其实，营养在防病疗疾中的地位早为老祖宗所看重，“救治于后，不若摄养于先”的经典名言就是例证。营养医师不仅了解与疾病相关的医学知识，而且掌握了许多食物的特性，通过营养指导，既可预防患者慢性病的发生与发展，还能降低患者的医疗费用，减轻患者吃药打针的麻烦与痛苦，可谓是一举多得的大好事。

那么，得了病后何时来看营养医师呢？对此，临床上并没有规定。一般来说，只要疾病得到确诊，就可以向营养医师咨询。营养医师会根据患者的身高、体重、年龄、劳动程度及用药情况等，进行营养状况评价，对食物的品种、数量及烹调方式做出详细指导，制订出个体化的营养处方，并补充说明专科医生在饮食上来不及说或说不清的注意事项，可使不少疾病在早期即可通过饮食调理达到治疗目的。病情较重者也可在实施药物、手术等疗法的同时，配合饮食调理，增强疗效，从而促进康复。可以说，营养医师与专科医师一样，扮演着人类健康“守护神”的角色。绝对不可“冷落”他们。

怎样看营养门诊

有以下情况者需要看营养门诊。

1. 手术或放疗、化疗等各种原因引起的营养不良者。

2. 处于亚健康状态，包括超重、进食不规律、生活方式不合理以及在特殊环境工作（如在高温环境工作）的人。

3. 特殊生理状况，如孕期及产后女性、幼儿、学生、老年人等需要特殊营养照顾的人群。

4. 已确诊慢性病的患者，如肥胖症，糖尿病（包括孕期糖尿病、儿童糖尿病），肾病（包括肾功能不全、肾病综合征及各类需透析的情况），心脑血管疾病（包括原发性高血压、高脂血症、脑出血及冠心病），营养性贫血（包括缺铁性贫血、大细胞贫血），痛风，消瘦，神经性厌食等患者。

看营养门诊前要准备好一些相关资料，因为营养医师需要了解患者的身高、体重（近期体重变化）、进食习惯（食用的食物种类和食物量）、活动状况、健康查体结果（如某些化验结果）和家族疾病状况等。至于复诊时间，因人因病而异，一般为1～3个月复诊一次。

医学检查

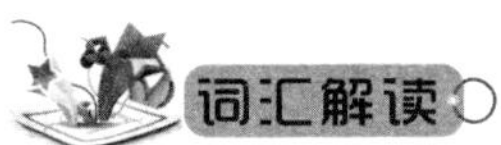

医学检查是指医生根据患者的病情，有针对性地通过抽血化验、X线透视、B超及CT等医学手段进行检查，尽可能地找准病因，并进行治疗。

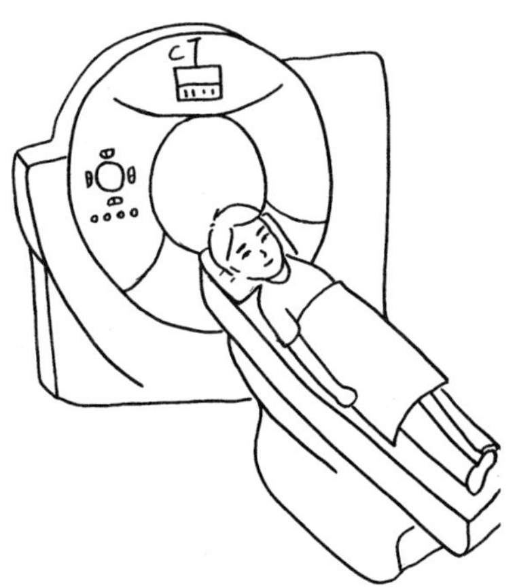

患者到医院看病住院，往往要做一些相关检查。对于医生开出的一张张检查单，应该如何看待才好呢？

正确看待医学检查

对于主管医生所开出的检查单，大部分患者能够配合。但也有少数患者或由于一知半解，或猜疑医生的动机，对医生的要求心存疑虑甚至不愿响应。请看以下几个病例。

病例 1. 糖尿病查大便——离题太远?

患者入院后，无论是什么病，都要做粪、尿、血三项检查，简称“三大常规”。目的不外乎是获得更多的诊断线索，拓宽医生的诊断思路，尽可能地不让潜伏疾患“漏网”。但医生的这一初衷并未得到所有患者的理解。

一位欧姓患者因糖尿病病情加重入院，医生给他开了好几张化验单，如血糖、尿糖、三大常规项目等。他仔细“审阅”了一番，认为血糖、尿糖自然应该检测。另外，查血看有无感染也还说得过去，但粪常规与血糖高低有什么联系？似乎离题太远了，因而患者拒绝留取粪便标本送检。后经医护人员再三说明利害关系，患者方才勉强同意。没想到，粪常规检查真有问题，发现了潜血阳性(＋＋)，提示胃肠道有隐性出血。为了找到出血原因，进一步做了肠镜检查，终于捕捉到“真凶”——乙状结肠内长有多发息肉，呈绒毛状改变，病理检查为腺瘤性。随即医生做了手术切除，消除了一大隐患。要知道，腺瘤性息肉恶变为肠癌的可能性相当大，危险性高达10%～60%。

病例 2. 牙痛查心电图——两不相干?

宁师傅突发牙痛，由儿子陪着到医院口腔科看牙。大夫仔细检查了宁师傅的牙齿，敲敲这颗，又叩叩那颗，问是哪一颗牙最痛。宁师傅想了想，说不清究竟是哪一颗痛，只觉得左侧那几颗牙都不太对劲。大夫又问:“除了牙齿，还有哪儿不舒服的吗?”宁师傅回答道:“好像左手臂有些酸痛，不很明显，隐隐约约的。”大夫随即用听诊器听了一阵他的心脏，便开了张查心电图的单子递给他的儿子。对于此事，宁师傅倒没说什么，却急了他的儿子。儿子口不择言地质问医生:“老爷子牙痛，做心电图干啥呢？两不相干嘛!”大

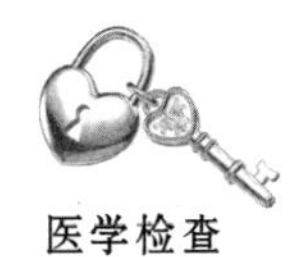

夫解释说:“您父亲虽然牙痛,但牙齿却是好好的,倒是心脏有点问题,心律不齐,听到了几次心脏期前收缩,说不定这牙痛是心脏犯病,‘声东击西’的表现。在这种情况下,心电图是必须要做的。”

在大夫的坚持下,父子俩同意去做心电图检查。结果不出大夫所料,心电图上出现了典型的心肌梗死曲线。因此,宁师傅立即被转入心血管监护病房抢救。经过治疗后,宁师傅痊愈出院了,牙也不痛了。儿子为此深感内疚,特意找到口腔科大夫向其致歉,并表示感谢。

病例 3. 做了 CT 又做 CT——医生向“钱”看?

不少患者有过这样的经历:在甲医院就医后,如果又到乙医院继续诊治,尽管甲医院已经做了一系列检查,可乙医院还是要重新检查一番。这样做是出于什么目的?是为了各自的经济利益还是为了患者?

郭先生就遇到了这样的问题。郭先生因半边身体突然瘫痪,在一家医院做了 CT,未见明显病变。家人又将其转入另一家条件更好的医院救治。那家医院的主治大夫看了 CT 片后,要求郭先生再做一次 CT,家人为此很是不满。然而,新 CT 片上明显地显示出了郭先生的病灶——脑梗死。这样,家人对后一家医院的误解才得以解除,却又对前一家医院产生了埋怨情绪,认为那家医院水平太低,后悔当初没能“一步到位”地直接进入这家大医院。其实,郭先生家人对前一家医院的“怪罪”也不公平,症结在于疾病的发生与发展有一个过程。当疾病处于早期时,影像学检查往往发现不了疾病。只有等疾病发展到一定程度,使其充分“亮相”后,才能通过影像学检查来“一目了然”地发现病灶。

不妨将上述三个病例再设想一下。先说欧姓患者，如果医生也像他那样，只把注意力锁定在糖尿病上，不做三大常规检查，那么息肉将在暗地里蔓延滋长，最终发展成癌症，后果将是何等严重？再说宁师傅，如果牙科大夫只管牙病，不开具心电图检查单，病情势必很快发展到心肌梗死而失去早期救治的机会。疾病是复杂的，症状是多样的且多变的。不说不懂医道的人无法把握，就是医生，如果缺乏经验或者警觉性不高，也可能造成失误，尤其是像心肌梗死这样险象环生且变幻莫测的危重症，稍有耽搁即可危及生命。宁师傅算是幸运的了，首诊遇到的就是一位经验丰富的大夫，其只用一个简单的心电图检查就避免了一场悲剧发生。牙痛与心电图之间虽说看似两不相干，但实则“血肉相连”。只有有经验的大夫才具备这样的“慧眼”。至于郭先生遭遇的重复检查，其实也是病情的需要。如一位毛先生，近来感觉不适，医生看了他的 CT 片后说要手术治疗。可在决定手术的前一天，医生又给他做了一次 CT。原来，他的第一次 CT 是在 1 个星期前做的，医生为了制订更加合理的手术方案，必须了解现在病变的大小、位置以及与周围脏器的关系，而旧片已“时过境迁”。如果仍将旧片作为指导手术的“蓝本”，极有可能出现意外情况。以脑出血为例，患者有时要做好几次 CT，目的就在于了解出血的准确位置、出血对周围组织的影响、疾病当前的状态是在吸收好转还是进一步恶化等信息，以便决定是保守治疗还是施行手术。再如外伤，考虑是否为脾破裂时，有时第一次 CT 未见异常，而第二次却发现了包膜血肿，此乃病情发展的结果。郭先生的脑梗死即属于这种情况，并不涉及医院水平高低的问题，当然更与医生是否向“钱”看没有什么关联了。

“小检查”没有过时

时下，医学检查手段越来越高、精、尖了，尤其是超声、CT、磁共振等相继加盟，更使医生获得了识别病魔的“火眼金睛”。相比之下，一些沿用已久的常规检查手段，诸如血液、小便、大便化验，直肠指检，宫颈刮片等便显得“黯然失色”了，致使老百姓产生了错觉，误以为这些小检查已经过时，该“下岗”了，因而动辄就要求做 CT 或磁共振检查，美其名曰“与时代科技同步”，这样对吗？

答案是否定的。首先，CT 等高、精、尖手段都有各自的局限性，并非包打天下的“全能冠军”。其次，高、精、尖检查也可能“犯错误”，不可能百分之百准确。就说 CT 吧，假如患者“傍”上了胆石症，通常认为 CT 检查可“一目了然”。但有时因胆囊管中含有空气，也可能给人以一种“正常”的虚假结论。再者，高、精、尖手段往往价格昂贵，导致患者的经济负担会重些。

“小检查”则不然。对于“小检查”，医生应用方便，患者容易承受。时至今日，小检查仍是“宝刀未老”。就说刚才提及的糖尿病患者欧先生吧，其肠道内的“定时炸弹”——肠息肉的发现与清除，不就是粪常规检查的功劳吗？

再看一个病例。担任某企业经理的苟先生，半年前感觉阴囊部位隐隐作痛，用手摸到一个小小肿块。其因平时有风流史而怀疑得了性病，便按照电线杆广告找到一家私人诊所。经诊所内一位自称“老军医”的医生诊治，便断定高先生患有梅毒。可是这位经理经“进口药”治疗了两个多月却不见效果，不得不走进市立医院的泌尿科。医生仔细查看了阴囊肿块，否定了性病的诊断，初步考虑为附睾炎。但引起附睾炎的“肇事者”是何

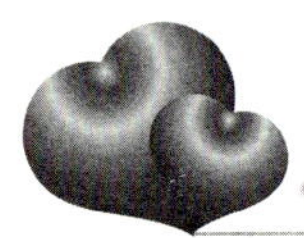

物，却不得而知。最终，一项尿常规检查结果提醒了医生：尿中白细胞“＋＋”，很可能是尿路感染在“作祟”。医生随即让他送尿液标本做细菌培养，发现尿液中有大量大肠杆菌生长。经用抗生素治疗一段时间后，阴囊疼痛消失了，肿块也不见了。就这样，一项小小的尿常规检查，提醒医生找到了困扰患者半年之久的病痛原因，“小检查”的作用不小吧。

至于直肠指检、妇科宫颈刮片等更是早期侦查某些癌症的既有效又实惠的传统方法。直肠指检是指医生将手指（戴上消毒指套）从患者的肛门伸进直肠，触摸肠壁，检查肠壁上是否有肿块等“不祥之物”，被形象地喻为“举手之劳”。切莫小看这“举手之劳”，它能捕捉到直肠里的癌魔，是早期发现直肠癌的重要手段。而早期发现直肠癌后，可借助于手术刀，将直肠癌“一网打尽”，获得百分百的痊愈效果。

宫颈涂片检查也很简单，医生用一块木制刮板在宫颈处搔刮几下，然后涂抹在玻片上，放在显微镜下观察。该检查项目花费不到 100 元，却在早期诊断宫颈疾病方面独具优势，如对宫颈癌症、炎症的鉴别能力就是 CT 也难以取代，尤其是对早期宫颈癌的检出率可高达 95％以上。

小毛病有时也要大检查

说了小检查能查出大毛病，还要说说小毛病有时也需要大检查。道理很简单，疾病本身较为复杂，而且在不断发展与变化。一些大病常以小症状的方式“露脸”，因此其容易被缺乏医学知识的人所忽视，并不把它放在心上；再加上年龄的增长，可能同时并发多种疾病，而且往往相互混淆或相互掩盖，若不仔细鉴别，则可能被误诊。

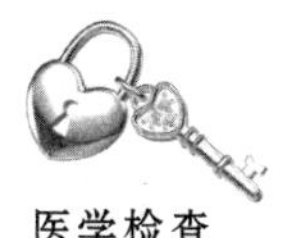

以常见的腰背痛为例，可能是长期坐姿错误造成腰肌劳损，或患了骨质疏松症、腰椎间盘突出症等，但也可能是多发性骨髓瘤、转移性癌等重症恶疾的信号。因此，既要做腰部的普通X片检查、骨密度测定，还需要做CT、磁共振以及骨髓穿刺等大检查，以捕捉“真凶”。

女性腹胀也是一个多见的症状，其既可能是由消化不良、胃肠功能下降等小疾微恙所致，也可能是致命性的卵巢癌的早期表现。因此，不仅要做大小便常规、B超等小检查，还要酌情动用胃镜、肠镜乃至CT等大检查。

再说一类表现为皮肤黑变的与癌相关的皮肤病，包括胃癌、肠癌、胰腺癌乃至肝癌等，这些内脏恶性肿瘤有时最早显露的症状是皮肤色素沉着，让人不以为意。待到症状明显时，癌症却已到了晚期，患者失去了早期手术治疗的机会。如一位刚过而立之年的技术员小王，发现大腿根部的皮肤呈现褐色丝绒状变化，并向大腿与小腹蔓延。幸亏他警惕性较高，及时去看了医生，在医生的指导下做了胃镜检查，发现原来是早期胃癌“惹的祸”，并立即做了手术而获得痊愈。可见，即使像皮肤变黑这样的小毛病，有时也要做大检查。

如何识别少数向钱看的医生

不容讳言，身处商品社会，确有少数医生会向钱看，滥开检查单，尤其是动辄就要求患者做内镜、CT、磁共振等费用高昂的检查。那么，又该如何识别这些医生呢？以下建议可帮助您看出苗头。

举例1：某医生强烈建议患者做某个专项检查，而这种检查的费用却较为昂贵。

患者可以这样办：首先诉说自己的经济条件不太好，观察这位医生的反应。如果对方的态度马上由热情转为冷淡，就要怀疑可能有问题了。接下来，患者要仔细询问，质疑这项检查。如果对方不是从患者的病情出发，把做与不做的必要性分析清楚，而是一味地强调不做这项检查的害处，一遍又一遍地反复催人做检查，患者就得当心了。另外，患者也可了解一下这位医生诊疗过的其他患者，是不是大部分人被要求做同一项检查。如果对于不同病情的人，除了常规检查外，他都开了同一种检查的医嘱，那么患者得在自己心里打上一个问号。

举例 2：某医生过分强调某项检查的全新性与独特性，比如说“仅此一家，其他医院做不了”等。

患者可以这样办：面对此类情况，应认真考虑，不要盲目听信。一般情况下，对于全新的、花钱多的检查一定要多打听、问仔细，可以向同科室其他医生咨询，也可通过医学科普报刊或网络等途径多做了解，以便心中有数。

急诊体位

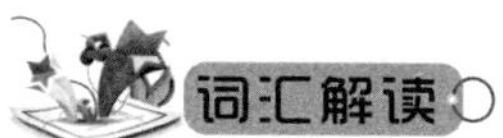

有些时候，患者突发疾患，需要家人及时送往医院。如何送呢？是背、抬，还是抱？这就是患者的体位问题，直接关系到患者的安危，应值得关注。

一位50多岁的刘姓患者突然哮喘发作，被其儿子急匆匆背进急诊室。急诊医生赶过来一看，患者呼吸、心跳停止，已是回天无力了。

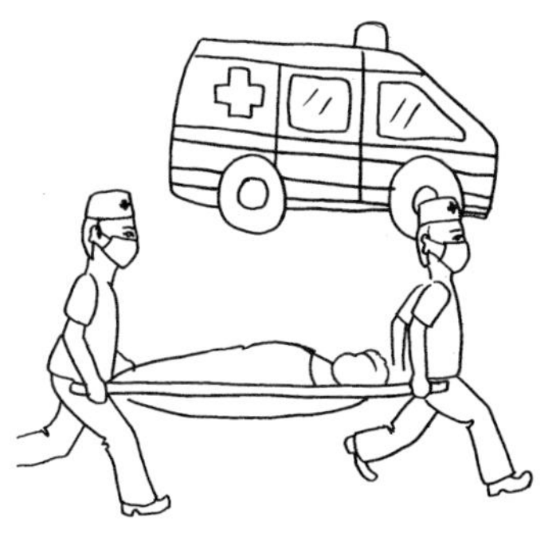

某一天，退休工人耿师傅，多喝了两杯酒，才刚走了几步便感到右腿不听使唤，便瘫软在地。家人连忙将其抱上架子车，车在坑坑洼洼的泥路上飞奔，很快就送到医院。经过抢救，耿师傅的命是保住了，却落下了半身不遂的残疾，终日瘫倒在床，生活不能自理。

两个患者，一个致死，另一个落下严重残疾，固然与其所得的疾病有关，但家人不科学的护送方式也难辞其咎。先说前者，前者乃是一个有着20多年“病龄”的哮喘患者。而哮喘一旦发作，恰当的背送方式非常重要。因为患者此时极度缺氧，需要肋间肌、膈肌等呼吸肌最大限度地工作，以吸入更多的氧气来满足体内器官对氧的需求。而患者家属的背送方式正好压迫了患者的胸腹部，限制了胸腹部的呼吸动度，从而加重患者缺氧，甚至使患者呼吸衰竭而致呼吸、心跳停止。至于后者，患者因贪杯而得了脑卒中（俗称“中风”），最需要的是安静，最怕的是震动，震动可加重患者的脑水肿，也可加重血压、心率与呼吸等生命体征的恶化。而刘师傅的家人却反其道而行之，让其在架子车上反复接受颠簸的折腾。能保住生命已经是意外之喜了，落下残疾完全在情理之中。

由此不难看出，对于急症患者来说，家人采取的护送方式是否正确，在一定程度上决定着患者的抢救效果甚至生命的安危。而在生活中，这类知识恰是人们所欠缺的，故补上这一课大有必要。

护送前应该做的事情

家里有人突发急症，城市居民可立即拨打“120”向急救中心呼救，农村村民则须马上准备运送工具。需要注意的是，在救护车未到之前或运输工具尚未准备就绪之前，家属不能坐等，更不要扰乱患者，如哭喊患者的名字、摇动患者的身体，而是冷静地予以应急处理。

如哮喘突发，要保持环境安静，室内空气流通；协助患者取坐位或半卧位，解开其领口，松开其裤带，避免胸腹受压；勿做不必要的搬动；清除口鼻分泌物，使其呼吸畅通无阻。患者可同时服用一些镇静平喘的药物，以缓解病情。

再如脑卒中发作，同样需要保持安静，将其头部略抬高约15°，尽量减少震动，无论在搬运过程中还是翻身拍背时，患者都应保持头部相对稳定，以免加重病情。

如果是孩子发生高烧抽搐，应马上解开孩子的衣领，保持呼吸通畅，并用冷水给孩子湿敷额头或用温水擦身。

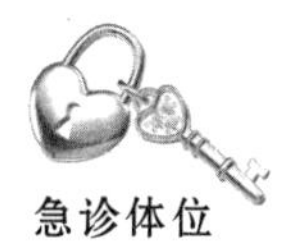

如果面对的是煤气中毒患者，要迅速打开患者所处地方的门窗，让空气流通，或者将患者抬到室外空气新鲜之处。对于心跳停止者，要立即做心外按压或人工呼吸。

对于心脏病发作的患者，家属切忌慌乱，可按照不同情况采取相应措施。如：对于心绞痛发作者，可让其马上舌下含服硝酸甘油或硝酸异山梨酯 1～2 片；对于心动过缓者（每分钟心跳次数不足 40 次且不稳定），可服用一片麻黄碱或阿托品；对于心跳过速者（每分钟心跳达 160 次以上），可刺激患者的舌头，让患者产生恶心感；对于情况紧急的心搏骤停者，需及时做体外心脏按压，即双手重叠，有节奏地按压患者的胸骨下端，每分钟60～70 次，直到患者面色、口唇、指甲色泽转红或直至救护车到达。

选择适宜的运送工具

最适宜的运送工具非救护车莫属，不过这只适合于城市或市郊。农村等偏远地区没有救护车，那么又该如何选择恰当的工具呢？

首先是担架，适合于大多数急症患者。对于随时有可能发生心搏骤停的患者，要加硬板，以便于抢救。哮喘患者要保持坐位，莫让其胸腹部受压。

还有椅子，特别适合于哮喘患者。左心衰竭患者也最好是躺在靠背椅上，两腿自然下垂，目的是为心脏减负，促使气喘缓解。

至于车辆，最好的当数救护车。其他车辆则有所限制，如休克患者不宜坐三轮车或用自行车推送。拖拉机震动大，对于心脏病、脑卒中等患者不适合。对于头晕、原发性高血压、心脏病及脑血管患者，摩托车也不适合。

护送途中的合理体位

选择好运送工具，接下来就是要考虑患者该采用何种体位了。切勿忽视这一点，前面提到的哮喘患者因背送而致死，就是一个体位不当导致悲剧发生的典型例子。一般说来，患者的适宜体位是由疾病来决定的。

1. 仰卧位：最为常用的体位。如果患者处于昏迷状态，应将其头部偏向一侧，避免咽喉部位的分泌物或呕吐物误入气道而引起窒息。

2. 侧卧位：适宜于肺炎、气胸、胸腔积液或积脓的患者，最好向病侧卧，以减少对健侧肺的压迫，保持呼吸通畅与功能良好。

3. 半卧位：适宜于心肺疾病，如心力衰竭、肺部感染者，或者疑为腹腔脏器有破裂或穿孔的患者。

4. 坐位：对于心力衰竭与哮喘患者最为适宜，可以减轻呼吸困难等症状。

5. 头低脚高位：脚部较头部抬高 15°左右，脑贫血、血压降低或休克患者采用此种体位，可以防止脑供血不足。

6. 头高脚低位：头部较脚部抬高 15°左右，适宜于脑炎、头颅外伤与脑卒中患者，可以收到降低颅内压与减轻脑水肿的效果。

出院医嘱

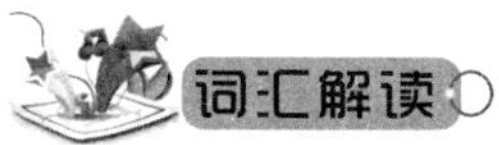

患者出院时，医生会向患者或家属介绍疾病的治疗情况，是痊愈还是好转，出院后如何用药以及注意事项等，谓之“出院医嘱。”

出院了，无论对患者还是对家属，无疑都是一件大好事。但正如古代一位哲人所说的“福兮祸所伏”，如果处置不当，喜剧很可能转化成悲剧。

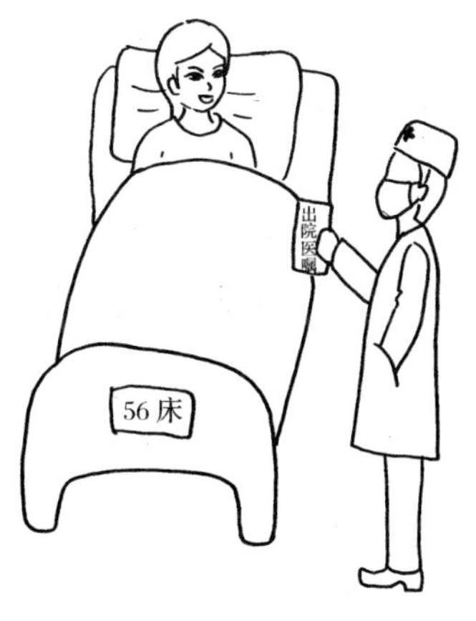

宁某，患脑梗死住院治疗两个多月后出院。儿女们为表庆贺，当晚即在家中搞了个小型宴会，请来诸多同事朋友欢聚一堂。正在举家高兴之际，老伴却发现他已瘫倒在沙发上，不省人事。儿女们手忙脚乱地将他重新送入医院，虽经值班医生全力救治，但他始终未能醒来……

丁某，患胃癌住院多月，经手术切除癌肿后康复出院。其在美国留学的独生女儿听说父亲得了癌症急急赶回家来，一进门便抱着父亲大哭，为父亲得了这可怕的疾病而哀痛不已。丁某本来不知道得的是癌症（医生与老伴告诉他的都是胃溃疡），心情一直较为平和，可见到爱女如此悲伤，一下子处于高度紧张状态，并不断追问自己的病情。在他的一再追问之下，老伴儿道出了实情。果然，这是不治之症。丁某绷得紧紧的心弦骤然断裂，当即昏了过去。当丁某被再度送到医院后，医生已无回天之力，原来丁某由于高度紧张而致心脏病猝发……

假如宁某的儿女们不那样"兴师动众"，丁某的女儿也不那么"放纵感情"，又将会是一种什么样的情况，其实我们也不难想象。虽然后悔挽救不了宁、丁两家的重大损失，但这可成为"前车之鉴"，为我们提供宝贵的经验与教训，那就是患者出院以后并非万事大吉，仍然隐伏着危险甚至灾难。为了最大限度地减轻或消除这种危险，我们必须懂得出院以后应该怎么做。

出院不等于痊愈

首先要明白，不能完全将出院与痊愈等同起来。诚然，有些疾病，如上呼吸道感染、肺炎、肠炎及阑尾炎等急性病，经过一段时间的住院治疗，确实彻底被治愈了，医学上称为"痊愈"。这类患者出院后，会很快恢复到生病前的状态，可谓名副其实的"健康人"了。但有些患者却不然，比如罹患了原发性高血压、脑血管病、心脏病或糖尿病等属于重症器质性的疾病，经过住院治疗，其症状虽可以获得显著改善甚至消失，但在出院后还需要继续治疗，因为其在病理上并未痊愈。就说宁某的脑梗死吧。由于栓子的形成大多发生在脑动脉硬化的基础上，虽然已经形成的血栓被溶解而疏通了，但脑动脉的硬化斑块依然存在，仍有形成新血栓的可能，故极易复发。据临床医生统计，出院后前5年内，这类病症的复发率高达30%，其中复发2次的约占20%，而复发多次者可达4次甚至4次以上。究其原因，血压的持续增高或急剧变化起了主要作用，而情感的大起大落（如过度兴奋、悲

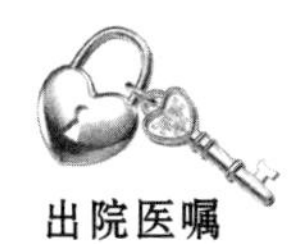

伤或紧张)常可引起血压骤变。宁某参加持续近2小时的家宴，而且又是身处那样一个热烈火爆的氛围之中，自然兴奋至极，势必引起血压骤然上升，因而“乐极生悲”，招致疾病复发而致命，自是顺理成章的事，不足为奇。

对策：出院时，患者要向主管医生询问清楚，弄清自己究竟属于哪一种情况，是真正痊愈了呢，还是只是缓解或者阶段性治愈。如果是后一种情况，还须请医生拟好继续用药的方案与疗程，切不可大意，误以为自己又是一个健康人了。临床资料显示，大部分出院以后复发或病情加重甚至猝死的患者，差不多是像宁某那样误认为出院即“大功告成”而放弃继续治疗的糊涂人。

正确对待出院医嘱

在患者出院时，主管医生要向患者做好有关的交代事宜(特别是那些需要在院外继续治疗或康复的患者)，如按时服药、定期复查等。这是大夫的职责，也是患者应该享受到的权利。患者一定要抱以正确的态度，因为这关系到自身的健康大局。

遗憾的是，偏偏就有那么一些人，对医生的交代爱做某些自以为是的猜测，误认为医生话中有话，因而产生悲观联想，甚至背上“没几天日子好过了”的沉重思想包袱，在心理上给自己贴上“老病号”或“重病号”的标签。而这些人成天顾虑重重、忧心忡忡，甚至丧失继续活下去的信心。

笔者就曾遇见过这样一位中年男子，其天生敏感，格外关注自己的身体，稍有不适便急着找大夫。也亏得他如此敏感，才使得他的胃癌能在早期阶段就被发现，及时做了胃切除手术而化险为夷。但他又过于敏感了，对于出院时医生要他坚持在家里继续施行一个“化疗”疗程的医嘱大加想象与发挥：“既然大夫说我的癌症属于早期，手术又做得很成功，为什么还要‘化疗’呢？既然要‘化疗’，就说明癌肿未被切除干净。对，很可能是这样，说手术成功只是为了安慰我……”

其实，医生的手术确实很成功，但为求保险，常规在施行手术后要配合服用一段时间抗癌药，医学上称为“化疗”。这位患者实在是多虑了。患者的心思老是纠缠在这样一种恶性疑虑之中，因此其食欲下降、头昏脑涨、睡眠不安、噩梦频频，几个月下来变得不像个人样了。这实际上无异于一种自我摧残，在这种状态下怎么能顺利康复呢？

对策：正确对待医嘱，不要随意曲解医生的交代事宜。对于心中的疑虑，可以直接与医生沟通或者向亲人倾诉，以求化解。绝对不要将这种疑虑带回家里或当作“包袱”长期背在身上。

应该向医生请教的几个问题

患者在出院时，除了认真聆听与正确理解主管医生的交代事宜外，还要主动问清楚以下几个方面的问题。

1. 出院的诊断以及治疗的程度。是痊愈，还是缓解或阶段性治愈，是否需要继续治疗以及后续治疗的方案。因为这一点在前文中已经提到，故不再赘述。

2. 病情是否会复发或恶化。如果病情有复发或恶化的可能，则须进一步问清复发与恶化有哪些信号，如何及早发现。这一点对于慢性病尤其重要，特别是心脑血管病、糖尿病等。因为这些病若能被及早发现并实施恰当的抢救，可明显提高治愈率，否则将导致严重的后果。以脑梗死为例，这是一种脑血管病。若患者能在发病的 6 小时内得到救治，能获得最佳效果；一旦超

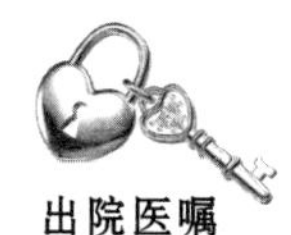

过 6 小时，即使使用最好的治疗手段，也难以避免可怕的结局。

3.是否需要复查？间隔多久复查？应该复查哪些项目？要知道，定期复查是早期发现病情复发或者恶化的重要手段，比自己的感觉更为准确与可靠。

4.出院后的自我保健措施。在诸如饮食、休息、睡眠、运动等方方面面上该如何做才最有利于病情的康复？调查资料表明，不少患者正是在这些方面未加注意而导致疾病复发或恶化。如有些患者需要严格忌酒、戒烟，或者暂勿运动，或者避免过度激动等，出院时都应该向医生请教，并将医生的话作为出院后日常生活的守则。否则，就有可能步宁某、丁某等的后尘。

Part 5 网络数字时代

数字化生活

人类生活离不开数字，人体健康同样与数字结下了不解之缘。

数字展示生理奥秘

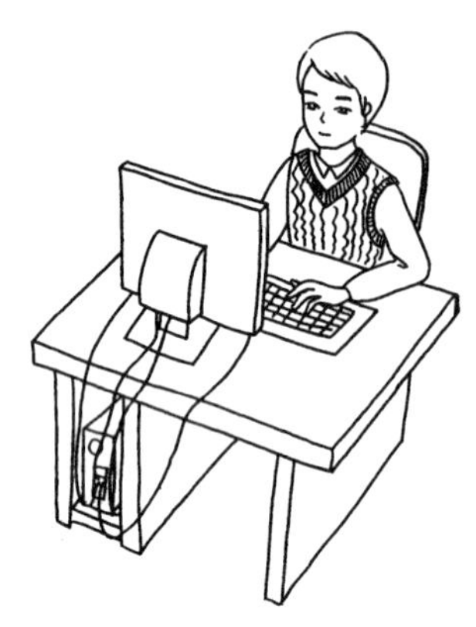

人体奥秘多多，就说器官吧，其生长、衰老都有一定的周期。掌握了相关秘密，就能更好地养生，为自己的健康添注活力。

1. 食物消化需要 24 小时。食物经咀嚼咽下后，3 秒内到达胃部。在胃酸的帮助下，食物以每分钟消耗 12.6～16.7 焦热量的速度被磨碎，然后进入小肠消化分解，其中的营养成分被身体充分吸收、利用，而剩下的残渣则进入大肠，持续 20 小时左右变成粪便被排出体外。

2. 大餐后 3 小时就可增重。如果一个人吃了一顿大餐，那么食物中的脂肪约在 1 小时后进入血液，3 小时后便可成为体内脂肪组织中的一部分。换言之，当人大吃一顿后，3 小时后脂肪

就已经累积在人的腰部了。不难明白,管好嘴对于维持健康是何等重要。

3.受孕仅需30分钟。育龄夫妻同房后,来自女性的卵细胞能释放一种激素,吸引精子在1秒内做出反应,然后精子在短时间内突破宫颈和输卵管的重重阻碍,最终与卵子相遇而受孕。只用了短短30分钟就缔造出了一个新生命。

4.大脑成熟需要25年。在人体几百个器官中,大脑的发育期最长,虽然其从胚胎期就开始发育,但需要漫长的25年时光,大脑的发育才会完全成熟。尤其前额叶皮层,这是主管人的想法和控制冲动的一个部位,要到25岁后才会发育完全,这也是青少年行为具有不可预测性和冒险倾向性的原因所在。

5.肺的发育需要18～22年。在20岁时,肺拥有最佳功能,以后就开始走“下坡路”了。因此,在20岁左右,人的歌声是最美妙的。

6.青春期持续3～8年。一般女孩子的青春期在9～12岁时开始,持续时间约为3～5年;男孩子则略晚一些,一般在10～13岁开始进入青春期,持续时间为5～8年,要长于女孩子。

7.更年期持续2～10年。女性一般在40～55岁进入更年期。其中,51岁是大多数女性进入更年期时的年龄,并且更年期要持续2～10年之久。至于男性,更年期变化比女性稍晚一些,大多始发于45～50岁,结束于60～65岁。

8.伤口愈合期长达2年。一般身体在受伤后的几秒钟内就开始启动“自愈”机制:血管迅速收紧以减少血流,血小板加速血液凝固,钙、维生素K等也纷纷加盟,协助血小板堵塞“堤坝”,使伤口开始结痂。但要想较深的伤口痊愈,大概要在2年后,伤口处才会恢复原有皮肤80%的强韧度。

9.指甲每月长2～4毫米。其中，生长速度最快的是中指甲，小拇指指甲生长速度最慢，这可能是因为较长的手指被使用得更为频繁，血液循环状况较好。蛋白质等营养成分是指甲生长的营养动力，故补足营养成分是确保指甲健康的首要举措。

数字告诉食物防病的秘密

中医学有“药食同源”之说，西医亦发现不少食物有防病之功。请看最新清单。

1.半瓣大蒜防肠癌。大蒜含有二硫化二烯丙基，可产生清除致癌物的酶，进而保护肠道免受癌症之害。从预防癌症的角度来看，半瓣大蒜所含的二硫化二烯丙基就已足够，所以您只需坚持每天吃半瓣大蒜就有可能如愿。

2.3杯半橙汁可降低50%的患心血管疾病的风险。美国研究表明，人体每天饮用750毫升橙汁(约3杯半)，血脂水平可下降1/3，罹患心血管疾病的风险可下降一半。这得益于橙汁中含有对人体有益的类黄酮物质，以及大量抗氧化剂维生素，如维生素C、维生素E和β-胡萝卜素等。

3.10颗葡萄“狙击”脑卒中(俗称“中风”)。葡萄含有丰富的白藜芦醇。白藜芦醇具有清除自由基的抗氧化效应，可帮助人体调节胆固醇，“狙击”动脉硬化的发生与发展。只要坚持每天吃上10颗葡萄，所获得的白藜芦醇成分就足以发挥保护心脑血管的作用，降低罹患心脏病、脑卒中(俗称“中风”)等的风险。进一步研究发现，白藜芦醇在葡萄皮里的含量最高，故吃葡萄最好不要去皮，但前提是选购未被农药或杀虫剂污染的葡萄。

4.1个橘子防癌。澳大利亚学者称，每天吃1个柑橘类水

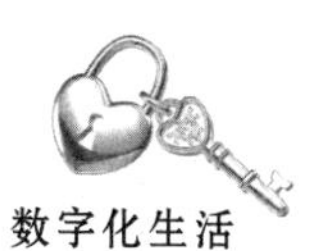

果，可以使您与口腔癌、喉癌和胃癌结缘的概率降低 50%。柑橘类水果通过自身所含的抗氧化剂来保护人体，增强免疫力，抑制肿瘤生长，促进癌变细胞正常化。

5.1 杯红葡萄酒保护乳房。女性每天小酌 1 杯红葡萄酒，可远离乳腺癌的威胁。这得益于红葡萄酒含有一种名为“原花青素 B 二聚体”的抗癌成分，其可以使实验鼠的乳腺癌变小。但喝白葡萄酒则无帮助，因为抗癌成分主要蕴藏在葡萄皮中，而酿造白葡萄酒使用的是葡萄果肉，抗癌成分就所剩无几了。

6.40 克番茄酱防晒。德、荷两国科学家发现，每天食用 40 克番茄酱，被太阳晒伤的风险降低 40%；如果再加上 10 克橄榄油，防晒的效果会更好。推测这可能是茄红素在防晒伤方面起主要作用。

7.1 个苹果预防冠心病。荷兰科学家披露，每天吃 1 个苹果的人，因冠心病死亡的风险可降低 50%。因为 1 个苹果中含有约 30 毫克类黄酮。类黄酮是一种能预防冠状动脉硬化的强氧化剂。而不吃苹果的人，从一般食物中每日只能得到约 20 毫克类黄酮，达不到预防动脉粥样硬化所需要的类黄酮量。

8.3 个西瓜＝1 粒“伟哥”。美国科学家发现，西瓜可代替“伟哥”（化学名称叫枸橼酸西地那非）。西瓜中含有大量瓜氨酸。瓜氨酸具有与“伟哥”类似的药理作用。瓜氨酸进入人体后，同样可增加流入男性性器官的血液量，并促进血管内释放出一氧化氮，只是起效慢一些，但绝无副作用。但据测算，要吃下 3 个西瓜才能达到服用一粒“伟哥”的效力。

9.1 个生番茄抗血栓。番茄抗血栓的作用强烈，对于预防脑梗死和心肌梗死等疾病有较高的价值，但需要生吃，一天吃 1 个

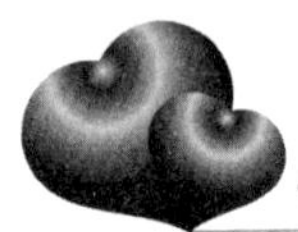

就已足够；若饮用番茄汁，一天最好不要超过 250 毫升，而且不要放盐。每天晨起正值体内水分不足之际，血液较易凝结，乃是生吃番茄或饮用番茄汁的最佳时机。

10. 20 个樱桃预防关节炎。美国研究人员观察到，经常吃樱桃或饮用樱桃汁，可预防关节炎和痛风；已患关节炎的患者食用樱桃，有助于消肿，减轻疼痛。每天吃 20 个带有酸味的樱桃，就能抑制关节炎和痛风引起的疼痛。其效力堪与经典抗炎药物阿司匹林相媲美。

11. 50 克南瓜子防治前列腺病。前列腺肥大是 50 岁以上男性的一大苦恼。美国研究人员提出了一招防治新法，即每天坚持吃 1 把南瓜子(50 克左右)，南瓜子中的活性成分可消除前列腺的肿胀，并有预防前列腺癌的作用。

家居健康中的数字秘密

家是人们接触最多的地方，环境与家具等直接或间接地影响人们的健康，了解以下数字对您大有裨益。

1. 最佳室温：冬春季节，室温过高，空气变得干燥，鼻腔和咽喉容易发干、充血、疼痛，甚至流鼻血。室温过低，病毒活跃，容易患流感。故室内温度以 18～22℃最为适宜。

2. 最佳湿度：若室内湿度过低，则灰尘、细菌等容易附着在黏膜上，刺激喉部，引发咳嗽，诱发支气管炎、哮喘等呼吸系统疾病。若湿度过高，则真菌容易滋生，同样可致病。一般说来，夏季室内湿度以 40%～80%为宜，冬季应控制在 30%～60%。适合老年人和小孩的室内湿度为 45%～50%，适合哮喘等呼吸系统疾病患者的室内湿度为 40%～50%。

家具是家居的重要组成部分，人们比较注重材质、色彩和外

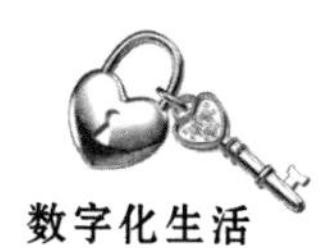

观，却忽视了尺寸，而不合适的尺寸常可在不知不觉中引发脊椎变形、腰肌劳损、视力下降等健康问题，故改弦更张也是势在必行的。

1. 沙发：座前宽不小于48厘米；座面深度应为48～60厘米；座面高度应为36～42厘米。这样，人坐在沙发上才舒适，不至于影响健康。

2. 床：铺好被褥后床面离地面的距离应以44厘米为妥。该距离过高或过低都会使腿不能正常着地，时间长了，腿部神经就会受到挤压。

3. 主灯与地面的距离：无论是复杂的水晶灯，还是简单的吊灯，都应该安装在视线范围偏上的位置，至少离地面2.2米，光线才不会刺激眼球。

4. 书柜与地面的距离：一伸手就能取到书的高度是最舒适的高度，尤其是有孩子的家庭。如果想把书柜当成隔断，一定不要太高，但要厚。书柜越高，安全性越低。

5. 床与窗户的距离：应在1米以上。床离窗户太近，让人觉得没有安全感，一旦遇到刮风下雨还会影响睡眠。

6. 灶台与地面的距离：该距离太低或太高都会增加烹饪的辛苦程度。一般情况下，身高为1.60～1.75米的人，灶台高度有70～80厘米就可以了。个子太高的人，可以按照“16/7＝身高/灶台高度”的公式来计算合适的距离高度。

7. 抽油烟机与灶台的距离：80厘米内，可方便其快速吸走油烟，减少污染。

网上找医院

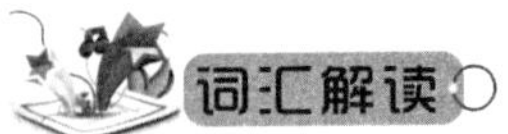

小疾微恙，自不必忧虑，找个普通医院甚至街道卫生站或许都能解决。一旦遭遇疑难杂症就不这么简单了，寻求一家好医院及时解决病痛，便成了患者最大的心愿。庆幸的是，互联网日趋普及与完善，为患者提供了一个方便、快捷的信息渠道，通过网络搜寻符合自己期望的目标医院已成为现实。

网上找医院，说起来简单，但做起来却并不太容易。现实中固然有不少患者及家属通过网上搜索，找到了理想的医院与专家，满足了诊治疾病的需求，但也有不少人跋涉千里，历经周折，找到某个"最佳"医院，最后却未能如愿。这说明网上找医院与医生也是需要技巧的，笔者在此告诉大家几招，供君参考。

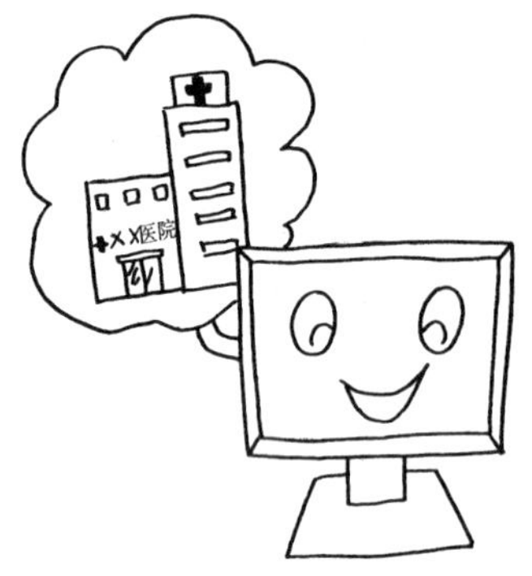

如何找到好医院

何谓好医院呢？是规模大、名气响、名医多的医院，还是网络上出现频率高的医院？不能笼统地下结论。以下几点对识别医院优劣大有帮助。

1. 理性甄别网络信息的真实性。自吹自擂既是一种竞争手段，更是某些综合实力不佳的医院的生存策略。如何鉴别医院

信息的真伪呢？有两个窍门。一是凡在购物网站或八卦新闻网站出现的医院介绍，包括在线咨询，需要慎重对待。真正具有雄厚实力的医院是不会投机取巧地通过“挂靠”此类网站来推销自己的。二是凡在显著位置刻意介绍某医院的新技术、新疗法，尤其是一些神秘疗法，甚至吹嘘采取了国外专利等的多为虚假宣传，切不可信，敬而远之为妙。

2. 准确定位自己所患疾病的诊治需求。患病不必皆去“北上广”医治。虽说北京、上海、广州等大型城市拥有中国最优质的医疗资源，但除少数西部地区外，我国绝大多数省会城市，包括一些所辖的二级城市，也能够提供不亚于“北上广”的先进医疗技术，甚至某些专科专病诊治领域的水平超过了“北上广”。

3. 参阅“中国最佳医院排行榜”等。

4. 咨询当地正规医院的专科医生，由他们介绍高一级医院。一般来说，下级医院的医生通过实习、参加学术会议、进修等途径，与上级医院接触较为密切，比较了解上级医院的真实水平，他们的介绍与推荐也比较靠谱。

5. 最好是在公立医院中选择。

如何找到好医生

找到了好医院，还要进一步寻求好科室、好医生。笔者常看到一些患者辗转于全国各大知名医院求医，其病情对于任何一家正规医院的专科医生来说都不是太复杂，完全能给出一个基本满意的治疗方案，但结果却是事与愿违。排除庸医或游医的干扰，一个重要原因就是患者进对了医院却挂错了门诊号。因为大医院分科很细，以内科为例，分为消化、心脏、呼吸、血液、内分泌和神经内科等。每小科又细分为不同的业务组，如神经内科分为脑血管病组、肌病组、遗传病组、癫痫组、病理组、心理学组和康复组等。不同的专业组医生在平日的工作和科研中都对本专业有一定程度的侧重。即使安排有各专业组之间的相互培训，但在这个知识更新和爆炸的年代，医生对于本专业以外的知识也相对缺乏，甚至可能“隔行如隔山”。比如，神经内科中癫痫组医生是诊治癫痫的专家，但对遗传病或肌病可能就不是专家了，如果患者患的是遗传病，而挂的却是癫痫专家号，那么得不到满意的治疗也就不足为怪了。那么，如何既进对医院又能找到最好的医生呢？

首先，可参阅由复旦大学医院管理研究所牵头研制的“中国医院最佳专科声誉排行榜”，如北京协和医院的免疫科、成都华西医院的口腔科、南京总医院的肾病科、北京积水潭医院的骨科、广州南方医院的消化科等，都是可信的专科高水平科室，选择该科的医生一般不会错。

其次，在享有较高学术威望的科室中选择专家，如国家级的研究所或重点科室，省、部、全军的专科中心，各大中城市的市级专科中心。这些中心往往代表了该地区、该省或全国的技术水平，拥有诊治该领域各种复杂疑难病种的良好设备、成熟经验和专业人才。

再次，在网络上搜索中华医学会及其下属各级分会的组成人员，包括主任委员、副主任委员及委员等，这些专家多为该专业领域在各地乃至全国的顶尖高手。院士级专家更是其专业的领军人物。担任其专业领域学术期刊的编委等职务者，尤其担任中华医学系列杂志的编委等职务者，也都是该专业的行家里手，可优先选择。

同时,挂号前先了解一下专家的专业资料。简单的方法就是在互联网上搜索该专家的姓名和所在医院的名称。如果他所发表的论文大部分内容与您想就诊的病情相关,那么他就应该是您的不二选择了。

另外,在当地医院找一个负责任的专科医生也是不错的选择,一个尽心尽责的专科医生对患者的帮助绝不亚于一个让人排了一上午队才给给您看上病的大专家。一般来说,在三级医院专科工作10年左右的医生就应该算是一名较称职的专家了,他可以对患者的诊断、治疗进行很好的指导。

澄清几个误区

对于一些认识的误区有必要加以澄清,以免走弯路,甚至上当受骗。

1.医院越大、越有名,专科越好。其实,大多数人面临的疾病是一些常见病、多发病,真正属于医学上所界定的疑难病只是少数。各地的二甲以上医院都具有相当的技术实力和专家队伍。由于现代医学界的资源共享及学术交流平台不断优化,各家医院对大多数常见病、多发病的治疗原则是基本一致的,有的甚至是标准化的,如高血压、糖尿病、乙型肝炎、肿瘤等。所以,对于常见病、多发病,找一家离家较近的、相对较经济的、能给患者的就医过程提供放心、便捷、满意服务的医院应该是较为明智的选择,不必都去挤大医院。对于一些公认的不治之症,不必到网络上四处寻觅所谓的根治疗法,否则不仅白白浪费金钱和时间,甚至有可能因此而接受错误的治疗,并加快疾病的恶化。对于一些疑难杂症,即使受本地区诊疗水平限制而不能处理,也应该通过咨询当地正规医院的专科医生,由他们介绍到更高级别的医院就诊，而非盲目地在网络上搜索医院，或者也可以将当地专科医生的介绍与网络搜索结合起来辨识。

2.听信朋友或左邻右舍。虽然身边的朋友或左邻右舍是出于一片好心，但他们毕竟不是医生。医学是专业性很强的学科，某种技术或治疗效果都是要有科学依据的。一个外行人传达的信息往往是欠科学的和偏差较大的，容易使人选择不恰当的治疗方法而贻误病情。最好的方法是听从专科医生的建议，如果有疑问可以多咨询几位医学专家。

3.听信广告。广告是商业行为，首要目的是赚钱。它声势浩大，但欠客观、实际；而医学是门科学，要求真实、客观。故凡是宣称吃药能化掉结石、化掉骨刺、根治乙肝、治愈糖尿病和牛皮癣等的，均是违背科学的谎言，切不可信。

4.相信天然的就是无毒的神话。一些不负责任的商家、广告鼓吹某某药品属于纯天然、无毒副作用，可以长期服用，有的甚至说此药能有病治病、无病健身，其实这都是很不靠谱的宣传。是药三分毒，即使是天然药物，长期服用也会对人体的各器官、系统造成损害，这已是医学界公认的事实。因此，任何药物都不宜长期服用，严守医嘱才是硬道理。

网络看病

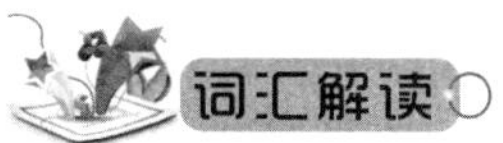

何谓网络看病？顾名思义就是患者不到实体医院，而是通过网络平台与医生进行线上交流或者留言交流，实现医生对病情的初步诊断，并拟出治疗方案。

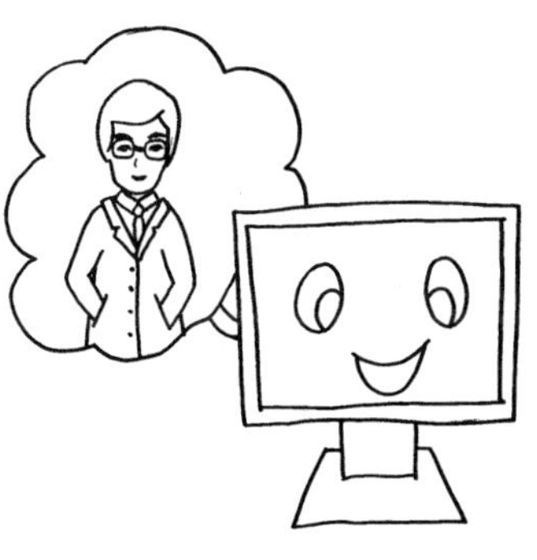

“看病先上网，问诊先搜索”已成为时下一些人，尤其是80后、90后等年轻一代求医的新模式。但是，网络如海，在各种信息鱼龙混杂、真假难辨的情况下，找到真正可信的医学知识可不是一件简单的事情。

上网看病渐成潮流

目前，网络看病主要有三种方式：一是医疗咨询，即在由医院或医药企业建立的医院网站上，医生针对网民或患者的提问进行解答；二是网友互助，即网友通过一些诸如网络问答的平台，进行病情讨论与治疗交流；三是微博、微信等问诊，即患者通过微博、微信等平台与医生进行点对点的直接交流。

一项调查显示，83.2%的网民有网络问诊的经历，其中34.2%的网民会咨询头痛脑热、腹泻肚痛等小病痛的诊治方法，33.1%的网民热衷于从网上获取保健知识。看来，网络看病这一新的医疗手段，正越来越受到欢迎与被接纳，并渐成流行趋势。

网络看病多风险

网络看病充满着“盲目”与“陷阱”，风险大，安全性差。

1. 网站形形色色，良莠不齐，真假难辨。一些假冒伪劣医疗网站和钓鱼网站混杂于正规网站之列，甚至仿冒有一定知名度的三甲医院实施医疗诈骗，很容易令缺乏专业知识的患者上当受骗。

2. 网上医生资质难以认定。不少“专家”只是经过简单的培训就上岗，其技术性和真实性无法考究；或是医托、药托把无病说成有病，把小病说成大病，混淆视听，目的就是骗取钱财。患者破财还在其次，更可能被延误病情，丧失治病良机。

3. 即使是正规医疗网站或执业医师甚至专家，也会因缺少医患互动或相关资料，难以做出正确的诊断。因为医学是非常严谨的，无论是中医还是西医，都需要医生当面问诊和观察，详细询问病史，并配合血液化验、X线、B超及CT等检查，最后通过医生的思维与分析而得出明确的诊断。因此，正规医院的医生在看病时，对病史、症状、体征、辅助检查四大项的了解缺一不可，特别是一些较复杂的病症，仅靠症状描述无法辨别。一些看似小毛病的病可能隐藏着重大疾病，需要经过专业医学检查才能确认，仅靠网络上的“隔空猜物”是办不到的。举个例子，一名患者在网上诉说自己发烧、头昏的症状，医生不可能在网络上查看患者的咽喉是否红肿，听诊肺部是否有湿啰音。这便是网络

诊断的误诊率达到99%的症结所在。

4.有些人感觉身体不适，便将自己的症状与网络上的信息比对，进行“对号入座”式地自我诊断。但医学是极其复杂的，一种疾病可能有多种症状，一种症状又可能为多种疾病所共有，或者一种症状是多种疾病共同作用的结果。普通人如果没有医学背景，这样做就很容易导致两种极端现象的发生：或将小症状误认作大疾病，徒增心理负担；或将大毛病的早期症状误认作小疾微恙，造成误诊误治，延误病情。故这样的做法不可取。

5.网上看病无法留存就诊证据，一旦权益受到侵害，无法维权。

上网能为健康做些什么？

说了这么多，不外乎就是要告诫我们，看病一定要到医院与医生面对面、实打实地进行。那么，网络是不是就没有意义了呢？答案是否定的。作为一种新兴的医学诊疗方式，它还是有它的可用之处的，目前主要用于以下几方面。

1.远程会诊。下级医院通过网络视频让上级医院医生参与诊治并提出指导意见。会诊由上级医院医生、本院医生、患者三方组成，前期向上级医院医生寄送相关医学检查等基础资料，通过三方交流得出诊断与治疗结论，主要用于疑难杂症的诊治。在医院与医院之间，通过网络视频完成的远程会诊，与只有患者与网络之间联系的网络问诊不是一回事。

2.网络咨询。通过网络咨询，了解有关医疗、疾病预防与保健养生知识，做好自我保健。患者患病后可了解水平较高的医院的最新治疗方法、相关专家以及出诊时间。当家人患有某种疾病时，可通过网络咨询获得相关的护理知识，提高自我照护能力。

3. 网上挂号，预约专家。根据预约的时间到医院就诊，避免排队或挂不上号、跑空路的麻烦，省时且省事。

识别真假信息需慧眼

网络是一把双刃剑，用好了有益于健康，用不好则危害健康。那么如何用好网络呢？那就是要有一双慧眼，从鱼龙混杂的网络信息中筛选出科学、合理、靠谱的知识。以下几招可供参考。

1. 选择大型知名专业网站。如“好大夫在线”等网络专业健康媒体，最好是以实体医院为依托的各种专科“网上医院”或是“网上咨询”，如国内正规三甲医院的官方网站。从网站进入医院、专科与专家等页面，阅读相关科普文章，从中获得相关医学知识。另外，一些相关专业论文也值得看，因为能够在高端专业期刊上发表学术文章的人，一般是具有丰富临床经验的专家医生，其论文内容也较可靠。

2. 重视专家的实名微博、微信等。专家都是经过实名认证，都会实事求是，不至于夸大其词，更不会打包票、包治百病。专家的博客内容更为丰富系统，对您了解医学知识帮助更大。

3. 确认网络医生的资质，可到国家卫生和计划生育委员会网站“执业医师注册查询”栏目上查询。办法是将医生的全名输入查询菜单，看其是否榜上有名。

4. 不要被“诺贝尔”大奖或其他天花乱坠的宣传所迷惑。这类词汇越多，信息就越不靠谱、越不可信。

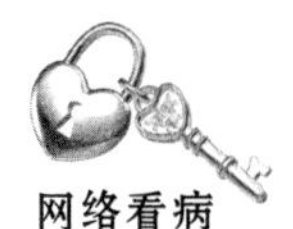

5.尊重当地医院的主治医生，不可轻易听信网络宣传而改变自己的治疗方案。即便是微小的身体不适，对“在线医生”给出的药方也要多个心眼，不妨再咨询一下当地医院的医生，以免误诊误治。

6.患上大病、重病须尽快到当地医院就医。网络医生平台仅限于咨询，不能仅凭网上“专家”的一句话就照方抓药。

7.订阅一些医学科普报刊，自学医学知识，增强识别能力。

电子产品

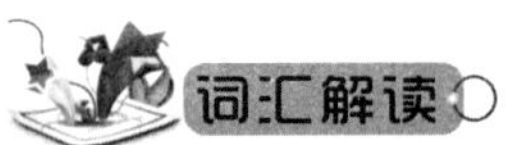

电子产品是指个人或家庭用于与广播、电视、通信有关的音频和视频产品，如电视机、影碟机、收录机、游戏机、电脑、手机等，与健康关系密切。

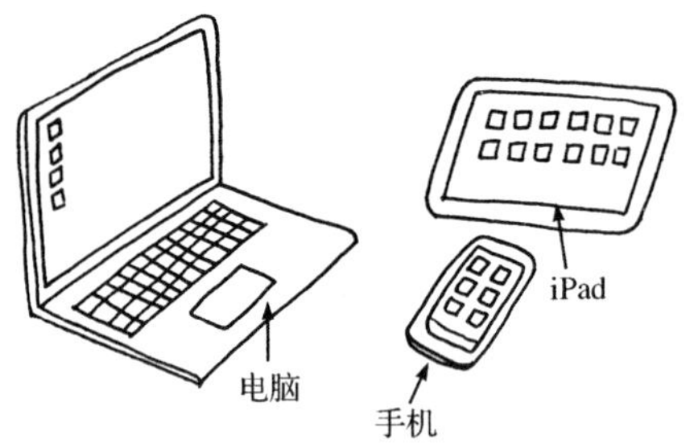

电子产品相继走进我们的生活，上网、发短信、打游戏……我们在享受它们所带来的便捷与快乐的时候，却疏忽了它们的弊端，那就是一类新的"时尚病"暗地里正向人逼近，它不仅累及躯体，更多的是影响人的精神，给人的身心健康蒙上了阴影。请看黑名单。

电磁辐射

黑名单上，位列榜首的当推电磁辐射。电磁辐射是指电子产品在工作时产生和发出的电磁射线和电磁波。轻度的电磁辐射会引起人体疲劳、面部干燥晦暗、精神不振、情绪低落；重度的电磁辐射可导致心悸、头涨、失眠、心动过缓、白细胞减少，免疫功能与视力下降，对人的心血管、神经、生殖与免疫系统产生程度不等的损伤。电磁辐射已被公认为是心血管病、糖尿病、不孕不育甚至癌症等顽症的一大"凶犯"。以手机为例，调查资料显

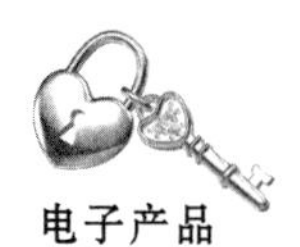

示，每天使用手机 2 小时的男子比不用手机者的精子数量减少 20％，每天使用 4 小时以上者精子数量减少 40％以上。儿童的情况则更为糟糕，使用手机时，其大脑所吸收的辐射比成年人高出 50％；通话几分钟后，大脑的活动就会迅速减弱。电磁辐射之害由此可见一斑。

对策：

1. 男子别将手机放在腰带上或裤兜等距离生殖器官太近的地方，晚上睡觉时也不要放在枕头边。笔记本电脑勿放在腿上用，尤其是在开启无线网络上网的情况下。

2. 使用电子产品后，无论怎么紧张或疲惫，都要用凉开水洗脸，目的是清除脸上残留的辐射物，防止皮肤干燥起斑。女性尤应注意，首先要卸掉彩妆，轻柔地按摩面颊祛除残妆；然后用适合自身肤质的洁面乳彻底清洁残留于毛孔中的污垢，保证皮肤能重新“呼吸”新鲜空气；再用冷水轻轻拍打面部，促进面部血液循环，加速代谢，使皮肤更具有活力；随后用化妆棉沾上保湿水或爽肤水敷面，闭目养神 5 分钟；最后涂上滋润的营养露或霜。

3. 巧借食物之力。如适当多食用一些胡萝卜、豆芽、番茄、油菜、海带、卷心菜、瘦肉、动物肝脏等富含维生素 A、维生素 C 和蛋白质的食物，以利于调节人体电磁场紊乱状态，加强机体抵抗电磁辐射的能力。另外，每天喝一杯酸奶(最好饭后喝，空腹喝酸奶可能造成肠胃不适)，吃一餐红枣木耳粥，用绿茶取代咖啡等饮料，也都是不错的选择。

传播细菌

电子产品也是传播致病微生物的媒介。就说应用最为广泛的手机吧，某医院的测试显示，手机的清洁度很低，尤其是缝隙多、表面凹凸不平、带有手机套的手机污染值最高，甚至比垃圾桶还脏。

对策：定期清洁手机表面，用医用酒精、消毒液或湿纸巾等都能取得较好的清洁效果。

器官损伤

电子产品带给人的损伤也不可小觑，可引起多种疾患。据媒体报道，山东一位年仅10岁的小学生因成天抱着平板电脑打游戏，不过十来天就出现头晕、头痛、恶心等症状，到医院检查发现其颈椎间盘突出，被诊断为颈椎病。其实，电子产品带给人体的损伤远不止颈椎病一种，还有以下几种。

1. 腕关节综合征。俗称"鼠标手"，表现为食指、中指疼痛、麻木及拇指肌肉无力，发展下去可能引起神经受损，进而导致手部肌肉萎缩。原因在于每天重复在键盘上或触摸屏上打字、触摸或移动鼠标，使手腕关节长期、密集、反复和过度活动，逐渐形成腕关节损伤，在医学上称为"腕关节综合征"。女性尤易受害，其腕关节综合征的发病风险比男性高3倍。

2. 低头综合征。其与长期使用电脑、游戏机及操作的姿势不当有关，表现为出汗、颈部和颈肩部酸痛，肩胛间区及肩部和上臂呈现间歇麻木感等症状。

3. 视力综合征。美国视力研究协会针对电脑等电子产品操作人员所做的调查显示，高达75%的人视力下降，患有程度不等的"电脑视力综合征"。表现为4大症状：①临时性近视。使用电脑几分钟或几小时后，看远处物体感觉模糊不清。②眼疲劳。在操作电脑期间，感觉眼皮、额头部位疼痛。③看物体轮廓不清晰，有重影。有时转移视线后，物体图像还留在视网膜中。④眼

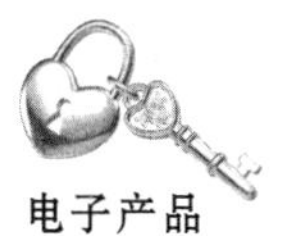

睛发干或流泪。

对策：

1. 选择优质电脑屏幕。如闪烁速度相对较高的产品，以保护眼睛。

2. 电脑与座椅的摆放高度要适当。打字时键盘要正对着人，每操作30分钟应暂停一会儿，让双手适当放松或休息。工作半小时可进行10～20次抬头、伸颈、向远处眺望和扩胸练习。晨起做俯卧撑20次，晚睡前做挺腹运动10～15次。睡觉用低枕，保持头颈基本处在中立位置。

3. 眼睛与电子产品屏幕保持20～24寸的距离；或在屏幕上加上防反光的护目罩。

产生有害物

电子产品不仅会产生辐射，而且会产生有害物。如电脑开机发热后会释放出一种气体，称为三基磷酸盐，属于致敏物质。电脑越新，致敏气体的释放量就越多，可引起皮肤出疹、发痒、鼻塞、头昏、头痛等过敏症状，在医学上被称为“过敏性皮炎”，中小学生对此尤为敏感。

对策：勿将电子产品放在卧室内，控制开机时间，经常开窗换气，保持室内空气流通，以防皮炎发生。

心理疾病

贪恋电子产品，还可诱发心理疾病，损害心理健康。常见的心理疾病有电脑瘾、电脑恐惧症、电脑狂暴症等。

先说电脑瘾，以青少年居多，特点：使用电脑的次数越来越多，可以从中获得某种程度的满足；不用电脑时出现戒断症状，如抑郁、易激惹、情绪烦躁、坐卧不安等；曾想停止或减少使用电脑的次数，但未成功；为了使用电脑，可以牺牲重要的社交、学习、工作和娱乐活动；尽管有这样或那样的问题，仍然不能放弃使用电脑；多具有想显示个人优势的人格特点。

再说电脑恐惧症。由于高科技和电子技术的发展越来越快，人们稍有疏忽就可能落伍，一些人若对此问题处理不当，就容易患上电脑恐惧症。特点：①年龄多在40岁左右，因担心公司里善于操作电脑的年轻人会超过自己，心里总是疑神疑鬼；②变得心情沮丧、失眠、易疲乏，感觉再也无法支撑下去，并开始大量吸烟、酗酒；③生理上出现变化，如发胖、脱发、肌肉松弛、性能力减退；④经常光顾酒吧、舞厅，搞婚外恋，最后发展到婚姻破裂的地步，毁掉事业与家庭。

还有一些人长期使用电脑，对电脑产生了依赖性，一旦电脑出现故障不能使用，就会产生沮丧、焦虑等情绪，患上“电脑狂暴症”。“电脑狂暴症”患者表现：向电脑或他人发泄无名怒火；沮丧时，可以愤怒地拔掉电源插头，有的人甚至将键盘扔往窗外；严重者可出现暴力行为，毁物伤人。英国曾对1250名和电脑打交道的上班族进行了调查，发现“电脑狂暴症”在英国的办公室相当普遍，约80%的人发现同事曾向电脑“拳打脚踢”或用语言予以“羞辱”，以发泄心中怒气。心理学家的解释是：导致“电脑狂暴症”的深层次原因是，人失去了对电脑的主宰能力，反而习惯性地被电脑所影响和控制。

对策：

1.创造一个宽松和谐的工作环境，学会自我调节，以平常心对待一切。另外，夫妻要相互多体贴、安慰和支持对方，帮助对

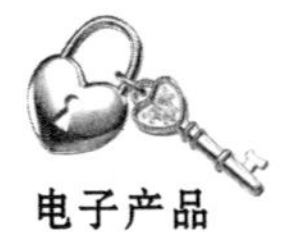

方摆脱不良的心理障碍。

2.学会多样化的工作方法，多参加学习或文体活动，防止对电子产品产生依赖或成瘾。已有成瘾倾向者更要严格控制，寻找成瘾缘由并予以消除成瘾。

3.正确对待电子产品出现的问题。电脑是一种机器，出现故障乃正常之事，即时予以检修，不必因此而烦恼。

4.使用电脑若出现狂暴倾向或成瘾难以消除，应及时看心理医生，不要讳疾忌医。

影响孩子发育

孩子正处于身心发育阶段，对电子产品更为好奇与贪恋，其消极影响也较大，常易出现以下问题。

1.电脑脸。孩子过分迷恋电子产品，长时间面对毫无生气的机器与没有情感交流的荧屏，以致生动活泼的小脸蛋变得刻板、机械，失去热情，对身边的人与事态度漠然，充满稚气的孩子如同一个机器人。

2.电脑自闭症。沉迷于电脑的孩子，少了与亲人进行语言沟通的机会，到了学校之后只能低声嘀咕，用自己的手势和语言与老师交流，势必影响到日后的语言表达能力，因为用语言沟通是一项只有通过学习才能获得的技巧。

3.抽动症。孩子若长期沉迷于电脑、电视、游戏机，则会加重抽动症状。儿童抽动症是一种以抽动为特征的神经精神疾病，男孩发病多于女孩。患儿主要表现：爱眨眼睛、皱鼻、张口、点头、摇头或耸肩、踢腿、扭动身体等；严重的患儿还伴有喉头作响，常不自主地发出“啊”“哼”“咳”等异常声音；当情绪紧张或兴奋时，更为明显；睡着后症状自然消失。

4.“iPad 眼”。6 岁以下孩子的视觉系统还没有发育成熟，尚未走出散光、远视等幼稚状态，眼睛的神经、血管、角膜、瞳孔等都需要养护，而贪玩电子产品很容易诱发近视等视力障碍。

5.个头矮小。这主要见于熬夜玩电子产品的儿童。熬夜导致睡眠不足，而睡眠期间体内生长激素分泌最多(80%的生长激素是在 21 时至 23 时的睡眠时间分泌的)，一旦错过或缩短这个时段，个头生长将出现不可弥补的损失。

对策：

1.在儿童两岁前，尽量不要让孩子接触任何电子产品，包括电脑、手机、平板电脑。

2.限制时间。玩电脑的时间每天不要超过 30 分钟，最好分为两次，上午、下午各 15 分钟。

3.别把智能电子产品当成“早教机”来使用，因为玩电子产品时孩子听到机械的声音只是一种被动接受，没有主动交流，没有交流就不存在学习和发育，不利于语言与智力发展。家长可利用电子产品激发孩子思考问题，如陪宝宝认字、听各种乐器弹奏出的声音、和孩子一起画画等。不要下载太多的游戏，只保留1～2个益智类游戏即可。

4.多带孩子到户外游玩，增加与大自然接触的机会，多远眺、多看绿色的植物，减少孩子对电子产品的过度依赖，预防“iPad 眼”。

5.按时作息。确保孩子睡眠充足，切忌不要让孩子熬夜。

网上买药

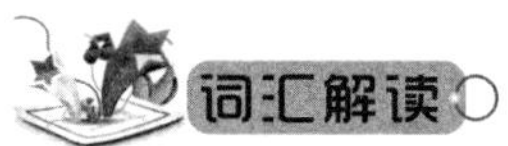

网上买药，指的是通过互联网，到专业的网上药店检索药品信息，通过在线电子订购单发出买药请求，使用银行汇款、第三方支付、货到付款等方式支付货款，最后由药店通过物流的方式送药上门。

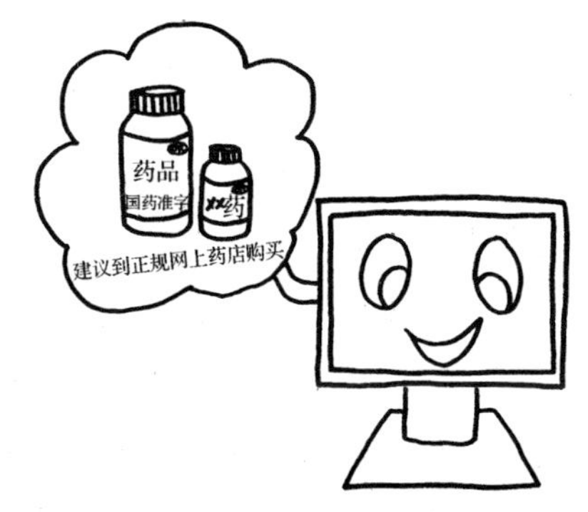

近年来，一种新型购物方式流行，这就是网购，又称为电子商务。时下，网购的商品已波及药品。但药品是一类特殊商品，可不能像其他商品那样随意网购。

网上买药的好处

应该说，网上买药是医药电子商务发展的必然产物，广受欢迎，尤其是特别受80后、90后的年轻人青睐。慢性病（如原发性高血压、糖尿病、高脂血症）与肿瘤患者，以及使用减肥产品、性保健品等人在网上买药的优势如下。

1. 在家即可“逛药店”，订货买药不受时间、空间、地域的限制，方便快捷。

2. 可保护隐私，如保护青睐性保健品者的隐私。

3. 可买到当地没有的稀缺药品。

4.从订货买药到药品上门，无须亲临现场，省时省力。

5.价格较一般实体药店同类药品便宜。以常用药品川贝枇杷膏、云南白药为例，网上价格可能比药店便宜一些，很适合工薪族及经济状况较差的人购买。

6.可获得大量的药品信息、价格信息以及消费者评价等。

不难明白，网上买药突破了传统药店的经营模式，对消费者和药店都有着巨大的吸引力和影响力，受到欢迎便是顺理成章的事了。

网上买药陷阱多

不容讳言，网上买药也有不少局限性甚至陷阱。请看来自消费者的诸多反馈信息。

1.江湖游医、药贩、药托渗入，假冒伪劣药品充斥。如“山寨”药品、“三无”（无批准文号、无生产厂家、无生产地址）药品，尤其是治疗肿瘤、性功能障碍、糖尿病、原发性高血压等病症的药品成为网上假药的“重灾区”，令人防不胜防，稍不留意即可中招。

2.即使是正规药品，商家也可能为追求推销量而胡乱宣传，夸大疗效，对副作用或禁忌证则闭口不提，容易对患者产生误导，导致药品使用混乱，出现滥用、误用等情况，甚至引起药物中毒等不良事件的发生。

3.买药范围受到限制，如不能买处方药，尤其是有关精神类、麻醉类药品不得在网上销售。

4.送药上门时间一般要1～3天，适合于无法满足急需用药的患者。

5.网上药店大多采用网上交易的方式。为牟取暴利，一些

非法网上药店或不法分子利用电子资金划拨的漏洞，常做出诱骗消费者确认收货、盗窃用户网银账户密码、窃取网上个人信息等违法行为，使购药者的财产无端遭受损失。

擦亮眼睛辨真假

网上买药优劣同在，如何趋利避害呢？最好的办法就是养成正确的药品消费习惯。从保护自身用药安全的角度出发，到正规的医疗机构就医，对疾病做出明确诊断；然后在主治医生或药师的指导下，从医院药房或正规零售药店购买，不要随意网购，更不要轻易点击从综合性门户网站链接的售药网站，或通过搜索引擎搜索可以销售药品的网站上购买药品。

如果一定要尝试电子商务的新模式，则要擦亮眼睛，学会识别“冒牌货”，以防上当受骗。建议抓住以下要则。

1. 选择到有经营资质的网上药店购药。何谓有经营资质呢？鉴于药品的特殊性，国家食品药品监督管理局对网上销售药品的监控非常严格，对网上药店的审批资质要求也很高。网上药店销售的药品从采购进货，到网上上架销售，再到物流配送，每一步骤都受到国家药监部门的严格管控。每一笔交易从时间、经手人员、药品种类、规格、批号都需要备案，供药监部门查询。因此，合法的网上药店要有国家食品药品监督管理局颁发的两证：一是《互联网药品交易服务资格证书》，二是《互联网药品信息服务资格证书》。网上药店应在网站的显著位置标示出资格证书的编号。此外，网站还应该具备网上查询、网上咨询（执业医师实时咨询）、生成订单、电子合同等交易功能。具体网上药店名单可在国家食品药品监督管理局官方网站“数据查询”中的“互联网药品交易服务”栏目查询到。换而言之，国家食品药品监督管理局网站中查不到的网上药店即是非法的，切勿与之打交道。

2.购药前最好浏览一下国家食品药品监督管理局网站上的“网上购药安全警示”栏。这不仅可查询经过批准的可以提供药品服务信息的合法网站名单，还可获得被曝光的非法销售药品网站的信息，包括国家检测到的假药名单等，避免消费者买到假药。

3.网上购药不可自作主张，应严守医院医生的医嘱，包括服用剂量、服药次数等。要知道，药不对症、剂量不足或过量、服用方法不对都容易产生不良反应，甚至危及生命和健康。

4.是药三分毒。凡药都有副作用，服药前应仔细阅读药品说明书，对药物的利弊做到心中有数。一旦出现不良反应，应采取必要的应对措施，及时停药，尽量将损害降到最低。

5.理智看待药品广告。不少网上药店为了增加药品的销售额，总是夸大药物的疗效，以欺骗的方式吸引消费者购买。若消费者不小心购买了这样的药，不但收不到应有的疗效，还白白浪费了钱。若买到的是假药，还可能对身体产生危害。因此，切不可被虚假夸大的广告所蒙蔽。

6.莫在网上购买处方药。在网上只能购买安全性较高、疗效确切、毒副作用小、质量稳定的非处方药。

7.不要轻信网页的提醒窗口。当在网上搜索医药信息时，很可能跳出一个提醒窗口，要求到某指定网点购买，当进入指定网点界面时则要求输入账号和密码进行登录。面对这样的突发状况，最好放弃该药店，否则它有可能把您的账号和信息泄露给心怀叵测之徒。

8.在网上浏览到所需要的药品时，一要细看药品图片和药品说明，弄清楚该药品的生产批号、国药准字、生产厂家、生产时间、规格与保质期等信息；二要细问网上药店配备的专业医师或药师，请他做专业指导，防止买错，药名相似或相近的药物尤其要弄清楚；三要细查药店的信用记录，看其他买家对该药店或相关药品的评价，如果有差评，则要仔细看药店对该评价的解释是否合理。

9.问清楚网上药店的药品配送情况以及发货时间，如果是较为急需的药品，尤其要避免因网上药店延迟发货，导致“远水救不了近火”而影响治疗。

10.注意交易方式。最好用自己的个人电脑登录购买，并注意杀毒软件和防火墙的开启保护及更新，支付时尽量选择第三方支付方式或货到付款的方式。

11.保留相关的购药凭据，便于日后维权。

《解密健康：来自医生的健康家书 1》
《解密健康：来自医生的健康家书 2》

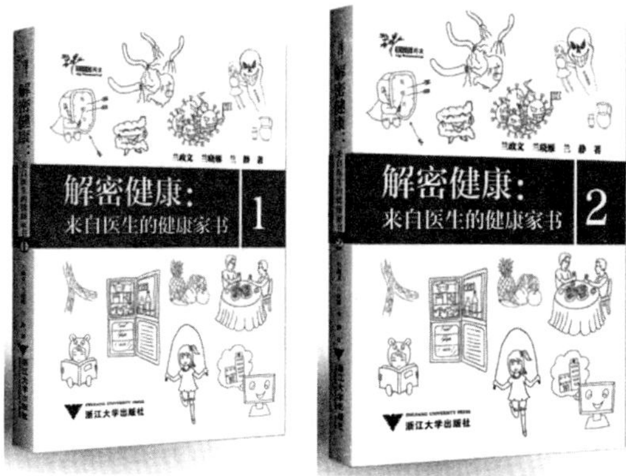

您是否看到体检报告单上的医学术语而满头雾水，似看天书？
您是否对身上的疾病警号而无动于衷、我行我素？
您是否面对侵蚀健康的“天敌”而无主动防范，一步步滑向亚健康、疾病？

两本健康家书，解密健康！

但愿您能像亲近手机、电脑那样去亲近它。
对健康由无知变有知，由少知变多知。
做您和家人健康的守护者。

《学做知“心”人：心脏科医生的倾情告白》

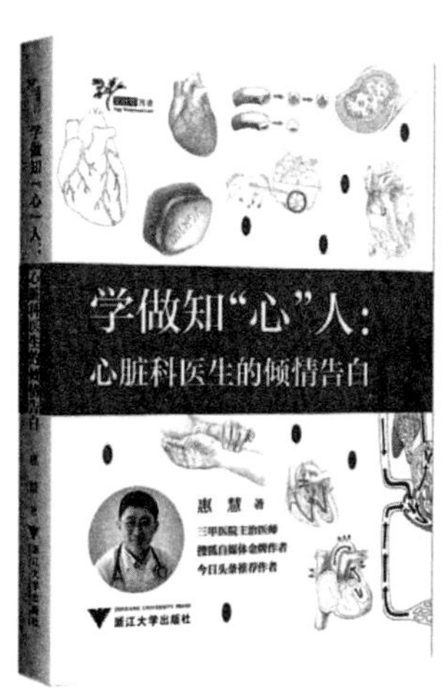

三甲医院心脏科医生，倾力奉献，带你在心脏里“溜达一圈”，了解哪些药该吃，哪些药不该吃；哪些药不该吃错；哪些检查要紧，哪些检查结果不必心慌；如何了解心脏病的信号，抓住救命绳。

探秘心脏里的“下水管道”；解惑什么是心绞痛；该不该安装心脏支架；带你“参观”心脏里的“发电厂”；知己知彼，不让心脏偷停；追击中风的“元凶”；练就火眼金睛，识别好坏胆固醇；吃对药，保心脏；戏说偏方；该不该吃阿司匹林；硝酸甘油能吃多少……